Die Kraft des Wasserstoffs

Wie molekularer Wasserstoff unsere Gesundheit revolutioniert

Alexander Szögedi

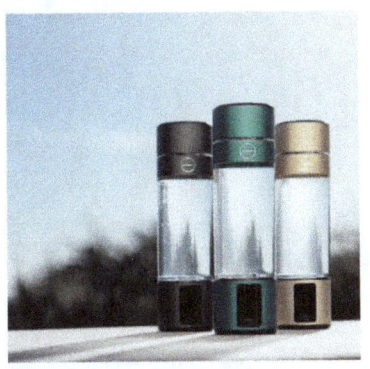

LumiVitae | CellPower Wasserstoff-Wasserflasche

"**Die Kraft des Wasserstoffs**" bringt Sie einen Schritt näher zu einem gesünderen, vitaleren Leben. Wenn Sie neugierig sind, wie molekularer Wasserstoff Ihre Gesundheit revolutionieren kann, dann lassen Sie sich von den neuesten wissenschaftlichen Erkenntnissen und praktischen Tipps in diesem Buch inspirieren. **Verpassen Sie nicht die Gelegenheit, mehr über diese bahnbrechende Technologie zu erfahren und Ihren Alltag positiv zu verändern.**

Die Kraft des Wasserstoffs
Wie molekularer Wasserstoff unsere Gesundheit revolutioniert

© 2024 by Alexander Szögedi. Alle Rechte vorbehalten.

Erste Ausgabe 2024
ISBN: 9798335848695
Imprint: Independently published

Alle Rechte vorbehalten. Dieses Buch oder Teile davon dürfen ohne ausdrückliche Genehmigung des Autors nicht reproduziert, verteilt oder in irgendeiner Form oder durch irgendein Mittel elektronisch oder mechanisch übertragen werden, einschließlich Fotokopie, Aufnahme oder durch ein Informationsspeicher- und -abfragesystem.

Das Buch wurde mit größtmöglicher Sorgfalt und Genauigkeit erstellt, jedoch übernimmt der Autor keine Haftung für eventuelle Fehler oder Unvollständigkeiten. Die bereitgestellten Informationen dienen lediglich zu Bildungs- und Informationszwecken.

Haftungsausschluss:
Die in diesem Buch enthaltenen Informationen basieren auf den besten verfügbaren Erkenntnissen zum Zeitpunkt der Veröffentlichung. Der Autor übernimmt keine Verantwortung für mögliche Folgen der Anwendung der in diesem Buch dargestellten Methoden oder Ansätze. Konsultieren Sie immer einen qualifizierten Fachmann, bevor Sie gesundheitliche oder medizinische Entscheidungen treffen.

Vorwort

Die Wissenschaft hat in den letzten Jahrzehnten immense Fortschritte gemacht, und dabei sind uns viele erstaunliche Erkenntnisse über den menschlichen Körper und seine Beziehung zur Umwelt zuteilgeworden. Inmitten dieser Entwicklungen hat sich molekularer Wasserstoff als eine bemerkenswerte Substanz herausgestellt, die das Potenzial hat, unsere Gesundheit und unser Wohlbefinden nachhaltig zu beeinflussen.

Dieses Buch entstand aus meiner tiefen Faszination für die wissenschaftlichen Möglichkeiten, die molekularer Wasserstoff bietet. Was einst als Randerscheinung der wissenschaftlichen Forschung begann, hat sich zu einem spannenden und dynamischen Feld entwickelt, das sowohl in der Medizin als auch in der Gesundheitsvorsorge zunehmend an Bedeutung gewinnt.

In den folgenden Kapiteln werden wir gemeinsam die Reise antreten, die von den grundlegenden chemischen Eigenschaften des Wasserstoffs bis hin zu seiner Anwendung in der modernen Medizin reicht. Ziel dieses Buches ist es, die wissenschaftlichen Grundlagen verständlich zu erklären und aufzuzeigen, wie molekularer Wasserstoff im Alltag genutzt werden kann, um unsere Gesundheit zu unterstützen.

Ich hoffe, dass die Leser nicht nur wertvolle Informationen, sondern auch Inspiration und Motivation finden, um die Möglichkeiten, die uns diese Technologie bietet, für sich selbst zu entdecken.

Ich danke allen, die dieses Buch möglich gemacht haben, und wünsche Ihnen viel Freude beim Lesen und Entdecken.

Mit besten Grüßen,
Alexander Szögedi

Die Kraft des Wasserstoffs

Innovation und Wohlbefinden mit CellPower

Inhaltsverzeichnis

1. **Einleitung**
   - 1.1 Warum Wasserstoffwasser?
   - 1.2 Die Entstehungsgeschichte von CellPower
   - 1.3 Wissenschaftliche Grundlagen
   - 1.4 Zielgruppe und Nutzen von CellPower-Produkten
   - 1.5 Überblick über das Buch
2. **Grundlagen von molekularem Wasserstoff**
   - 2.1 Was ist molekularer Wasserstoff?
   - 2.2 Chemische Eigenschaften und Reaktionen
   - 2.3 Der oxidative Stress und seine Auswirkungen

- 2.4 Antioxidative Wirkung von Wasserstoff
- 2.5 Historische Entwicklungen in der Wasserstoffforschung

3. **Die Technologie hinter CellPower**
   - 3.1 Einführung in die CellPower-Wasserflasche
   - 3.2 Funktionsweise der Elektrolysetechnologie
   - 3.3 Sicherheits- und Qualitätsstandards
   - 3.4 Entwicklung und Forschung hinter CellPower
   - 3.5 Vergleich mit anderen Wasserstofftechnologien

4. **Anwendungen von CellPower-Produkten**
   - 4.1 Tägliche Hydration
   - 4.2 Einsatz im Sport
   - 4.3 Verwendung im Anti-Aging
   - 4.4 CellPower im Wellness-Bereich
   - 4.5 Erfahrungsberichte und Fallstudien

5. **Wissenschaftliche Studien und Beweise**
   - 5.1 Überblick über relevante Studien
   - 5.2 Wichtige wissenschaftliche Durchbrüche
   - 5.3 Kritische Betrachtung und zukünftige Forschungen
   - 5.4 Interviews mit Experten

6. **Ratgeber zur optimalen Nutzung von CellPower**
    - 6.1 Anleitung zur Nutzung der CellPower-Wasserflasche
    - 6.2 Tipps zur Integration in den Alltag
    - 6.3 Kombination mit anderen Wellness-Praktiken
    - 6.4 Häufig gestellte Fragen (FAQ)
7. **Markt und Verfügbarkeit**
    - 7.1 Überblick über den Markt für Wasserstoffprodukte
    - 7.2 Die Positionierung von CellPower
    - 7.3 Vertriebskanäle und Partnerschaften
    - 7.4 Zukunftsaussichten und Innovationen
8. **Nachhaltigkeit und Umweltbewusstsein**
    - 8.1 Umweltvorteile von Wasserstofftechnologien
    - 8.2 Nachhaltige Produktion und Materialien bei CellPower
    - 8.3 Die Rolle von CellPower im globalen Umweltbewusstsein
    - 8.4 CSR-Initiativen und soziale Verantwortung

9. **Erfahrungsberichte und Erfolgsgeschichten**

    o   9.1 Erfahrungsberichte von Kunden

    o   9.2 Erfolgsgeschichten aus verschiedenen Anwendungsbereichen

    o   9.3 Expertenmeinungen und Empfehlungen

10. **Zukunftsaussichten und Innovationen**

    o   10.1 Zukünftige Produktentwicklungen

    o   10.2 Herausforderungen und Lösungsansätze

    o   10.3 Trends und Marktentwicklungen

    o   10.4 Die Vision von CellPower für die Zukunft

11. **Schlusswort und Danksagung**

    o   11.1 Schlusswort

    o   11.2 Danksagung

12. **Autorenwidmung**

Einleitung

Einführung in das Thema Wasserstoff und Gesundheit

Die moderne Wissenschaft entdeckt fortwährend neue Wege, wie wir unsere Gesundheit optimieren und unser Wohlbefinden steigern können. Ein besonders spannendes und vielversprechendes Thema in dieser Hinsicht ist der molekulare Wasserstoff. Seit seiner Entdeckung als potentes Antioxidans haben Forscher weltweit daran gearbeitet, seine Anwendungsmöglichkeiten zu verstehen und nutzbar zu machen.

Molekularer Wasserstoff ist das kleinste und leichteste Molekül im Universum. Diese einfache Tatsache birgt enorme Vorteile: Aufgrund seiner geringen Größe kann Wasserstoff durch Zellmembranen und sogar die Blut-Hirn-Schranke dringen, was ihn zu einem einzigartigen Mittel macht, um oxidative Schäden in den Zellen zu reduzieren. Dies wiederum hat tiefgreifende Auswirkungen auf unsere Gesundheit und unser Wohlbefinden, da oxidativer Stress mit einer Vielzahl von Krankheiten und dem Alterungsprozess in Verbindung gebracht wird.

Die Gesundheits- und Wellness-Industrie hat begonnen, die Bedeutung des Wasserstoffs zu erkennen und ihn in verschiedene Anwendungen zu integrieren, sei es in Form von Wasserstoffwasser, Inhalationsgeräten oder Hautpflegeprodukten. Besonders hervorzuheben ist die Entwicklung von Technologien, die Wasserstoff in Wasser einbinden können, um eine einfache und effiziente Aufnahme in den Körper zu ermöglichen.

Überblick über die Technologie von CellPower

In diesem Buch werden wir uns eingehend mit der CellPower-Technologie beschäftigen, einer Innovation, die es ermöglicht, die Vorteile von molekularem Wasserstoff direkt in den Alltag zu integrieren. Die CellPower Wasserflasche ist mehr als nur ein gewöhnlicher Trinkbehälter – sie ist ein hochentwickeltes Gerät, das Wasserstoffmoleküle in dein Trinkwasser einbringt. Diese Technologie basiert auf jahrelanger Forschung und Entwicklung und wurde mit dem Ziel geschaffen, die antioxidativen und entzündungshemmenden Eigenschaften von Wasserstoff für jedermann zugänglich zu machen.

Die Funktionsweise der CellPower-Flasche ist faszinierend einfach und dennoch technisch komplex. Durch einen elektrolytischen Prozess wird Wasser in seine Bestandteile Wasserstoff und Sauerstoff zerlegt. Der Wasserstoff wird dann im Wasser gelöst, während der Sauerstoff entweicht. Dies geschieht alles in wenigen Minuten und erfordert nur einen einfachen Knopfdruck. Das Ergebnis ist Wasser, das mit molekularem Wasserstoff angereichert ist – ein Elixier, das deine Zellen schützt und deine Vitalität fördert.

Die CellPower-Technologie hebt sich von anderen Produkten auf dem Markt durch ihre Effizienz und Benutzerfreundlichkeit ab. Die Flasche ist tragbar, wiederaufladbar und so konzipiert, dass sie den täglichen Bedarf an hydriertem Wasser deckt, egal ob du zu Hause, im Büro oder unterwegs bist. Durch die einfache Bedienung und die spürbaren Vorteile erfreut sich die CellPower Wasserflasche wachsender Beliebtheit bei gesundheitsbewussten Menschen weltweit.

Ziele und Nutzen dieses Buches

Dieses Buch hat das Ziel, dir einen tiefen Einblick in die Welt des molekularen Wasserstoffs und der CellPower-Technologie zu geben. Wir möchten dir nicht nur die wissenschaftlichen Grundlagen vermitteln, sondern auch praktische Anleitungen und Ratschläge bieten, wie du die Vorteile von Wasserstoffwasser optimal nutzen kannst.

Im Verlauf dieses Buches wirst du entdecken:

- **Die Wissenschaft hinter dem Wasserstoff:** Warum ist dieses einfache Molekül so mächtig, und welche Vorteile kann es für deine Gesundheit haben?

- **Die Technologie von CellPower:** Wie funktioniert die Wasserstoffanreicherung in der CellPower-Flasche, und was macht sie so effektiv?

- **Die vielfältigen gesundheitlichen Vorteile:** Von der Reduzierung von Entzündungen bis hin zur Verbesserung der Hautgesundheit – wie kann Wasserstoffwasser dein Leben positiv beeinflussen?

- **Anwendung und Integration in den Alltag:** Praktische Tipps, wie du Wasserstoffwasser in deine tägliche Routine integrieren kannst, um das Beste daraus zu machen.

- **Erfahrungsberichte und wissenschaftliche Studien:** Was sagen die Anwender und Forscher über die Wirkung von Wasserstoffwasser? Welche Beweise gibt es für seine Wirksamkeit?

Dieses Buch richtet sich an alle, die mehr über die fortschrittlichsten Ansätze zur Förderung der Gesundheit und des Wohlbefindens erfahren möchten. Ob du bereits vertraut mit Wasserstoffwasser bist oder gerade erst beginnst, dich für das Thema zu interessieren – hier findest du alle Informationen, die du benötigst, um eine fundierte

Entscheidung zu treffen und die Vorteile dieser Technologie für dich zu nutzen.

Wir stehen an der Schwelle einer neuen Ära in der Gesundheits- und Wellnessbranche. Die Entdeckung der positiven Auswirkungen von molekularem Wasserstoff könnte die Art und Weise, wie wir über Prävention und Gesundheitsförderung denken, grundlegend verändern. In einer Zeit, in der chronische Krankheiten zunehmen und der Bedarf an effektiven, natürlichen Heilmitteln wächst, bietet Wasserstoffwasser eine vielversprechende Lösung, die sowohl einfach als auch wissenschaftlich fundiert ist.

Ein kurzer Blick in die Zukunft

Während du durch die Seiten dieses Buches blätterst, wirst du nicht nur die vielen Facetten des molekularen Wasserstoffs und seiner Anwendung kennenlernen, sondern auch die Zukunftspotenziale dieser Technologie verstehen. Forscher auf der ganzen Welt arbeiten daran, neue Anwendungen für Wasserstoff zu entdecken und seine Wirksamkeit in verschiedenen Bereichen zu testen – von der Behandlung von Krankheiten bis hin zur Unterstützung der mentalen Gesundheit.

Das Wissen, das du aus diesem Buch gewinnst, wird dich nicht nur befähigen, die CellPower-Produkte optimal zu nutzen, sondern auch dazu beitragen, deine Gesundheit langfristig zu verbessern. Durch die Integration von Wasserstoffwasser in deinen Alltag kannst du aktiv dazu beitragen, oxidativen Stress zu reduzieren, dein Immunsystem zu stärken und das Risiko für viele chronische Erkrankungen zu senken.

Warum dieses Buch?

In einer Welt, die von Informationen überschwemmt wird, ist es oft schwierig, zwischen Hype und echten, wissenschaftlich fundierten Informationen zu unterscheiden. Dieses Buch wurde geschrieben, um dir klare, verständliche und nützliche Informationen zu bieten, die auf fundierter Forschung und praktischer Anwendung basieren.

Die CellPower-Technologie ist das Ergebnis jahrelanger Forschung und Entwicklung, und wir sind stolz darauf, dir diese Innovation vorstellen zu können. Unser Ziel ist es, dir zu zeigen, wie du die Kraft des molekularen Wasserstoffs nutzen kannst, um deine Gesundheit zu fördern und dein Wohlbefinden zu steigern.

**Willkommen zu einer neuen Art der Hydration.
Willkommen bei CellPower.**

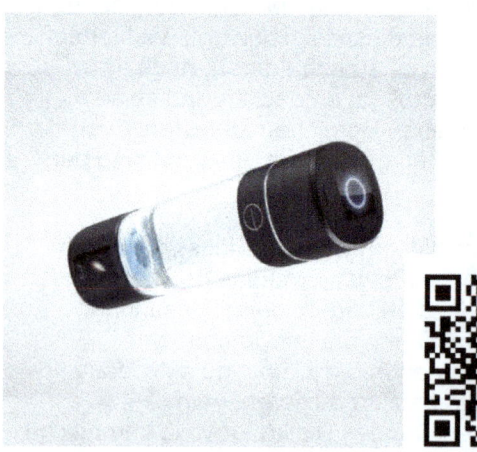

LumiVitae | CellPower Wasserstoff-Wasserflasche

Direktlink zum Produkt: **https://bit.ly/4cs3K5s**

Kapitel 1: Grundlagen der Wasserstofftechnologie

1.1 Was ist molekularer Wasserstoff?

Molekularer Wasserstoff (H_2) besteht aus zwei Wasserstoffatomen, die durch eine kovalente Bindung verbunden sind. Es ist das leichteste und häufigste Molekül im Universum und spielt eine zentrale Rolle in vielen chemischen Prozessen, einschließlich der Energieproduktion in Sternen. Obwohl Wasserstoff selbst farblos, geruchlos und geschmacklos ist, birgt dieses einfache Molekül außergewöhnliche Eigenschaften, die in der modernen Medizin und der Gesundheitstechnologie zunehmend Beachtung finden.

Molekularer Wasserstoff ist aufgrund seiner geringen Größe und seines geringen Gewichts einzigartig. Diese Eigenschaften ermöglichen es dem Molekül, mühelos in verschiedene Zellmembranen und Gewebe des menschlichen Körpers einzudringen, einschließlich der Blut-Hirn-Schranke. Dies macht es zu einem hervorragenden Mittel, um antioxidative und entzündungshemmende Effekte direkt in die Zellen zu transportieren.

Antioxidative Eigenschaften:

Eines der bemerkenswertesten Merkmale von molekularem Wasserstoff ist seine Fähigkeit, als Antioxidans zu wirken. Oxidativer Stress, der durch ein Ungleichgewicht zwischen freien Radikalen und Antioxidantien im Körper verursacht wird, ist ein bekannter Faktor für die Entstehung vieler chronischer Krankheiten und den Alterungsprozess. Molekularer Wasserstoff kann gezielt schädliche freie Radikale neutralisieren, ohne dabei notwendige

Signalradikale zu beeinflussen. Dies ist ein wesentlicher Vorteil gegenüber vielen anderen Antioxidantien, die auch nützliche Radikale blockieren und so die Zellfunktion stören können.

Entzündungshemmende Effekte:

Neben seinen antioxidativen Eigenschaften hat molekularer Wasserstoff auch entzündungshemmende Effekte. Chronische Entzündungen sind ein weiterer Schlüsselfaktor bei der Entstehung vieler Krankheiten, einschließlich Herz-Kreislauf-Erkrankungen, Diabetes und neurodegenerativer Erkrankungen. Wasserstoff kann entzündungsfördernde Zytokine reduzieren und so den Entzündungsprozess im Körper modulieren.

Weitere Wirkungen:

Es gibt Hinweise darauf, dass molekularer Wasserstoff auch eine Rolle bei der Regulation von Zellapoptose (programmiertem Zelltod), der Modulation des Energiestoffwechsels und der Verbesserung der mitochondrialen Funktion spielen kann. Diese vielfältigen Wirkungen machen H_2 zu einem vielversprechenden Mittel in der Präventivmedizin und der Behandlung chronischer Erkrankungen.

1.2 Wissenschaftlicher Hintergrund

Die Erforschung des molekularen Wasserstoffs und seiner gesundheitlichen Vorteile ist ein relativ junges Feld. Es begann in den 1970er Jahren, als Forscher erstmals die potenziellen therapeutischen Anwendungen von H_2 erkannten. Die wissenschaftliche Gemeinschaft zeigte jedoch erst ab den 2000er Jahren ernsthaftes Interesse, als grundlegende Studien veröffentlicht wurden, die die antioxidativen und entzündungshemmenden Eigenschaften von Wasserstoff demonstrierten.

Ein entscheidender Moment in der Forschung war die Entdeckung, dass molekularer Wasserstoff selektiv das schädlichste aller reaktiven Sauerstoffspezies (ROS), das Hydroxylradikal (•OH), neutralisieren kann. Diese Entdeckung wurde erstmals 2007 in der renommierten Zeitschrift „Nature Medicine" veröffentlicht und löste eine Welle von Forschungstätigkeiten aus, die bis heute andauern.

Reaktive Sauerstoffspezies (ROS) und ihre Rolle:

ROS sind hochreaktive Moleküle, die als Nebenprodukte des normalen Zellstoffwechsels entstehen. Sie spielen eine doppelte Rolle: In niedrigen Konzentrationen fungieren sie als Signalmoleküle, die wichtige zelluläre Prozesse regulieren, während sie in hohen Konzentrationen oxidativen Stress verursachen, der Zellen schädigt und Krankheiten fördert. Molekularer Wasserstoff wirkt, indem er selektiv die gefährlichsten ROS neutralisiert und gleichzeitig die notwendigen Signalfunktionen der ROS intakt lässt.

Molekulare Mechanismen: Der genaue Mechanismus, durch den molekularer Wasserstoff seine Wirkungen entfaltet, ist Gegenstand intensiver Forschung. Es wird angenommen, dass H_2 direkt auf zelluläre Signalwege wirkt, die an der Regulation von Entzündungen, oxidativem Stress und Zellüberleben beteiligt sind. Zu den Schlüsselwegen, die durch H_2 beeinflusst werden, gehören der Nrf2-Weg (Nuclear factor erythroid 2-related factor 2), der MAPK-Weg (Mitogen-activated protein kinase) und der NF-κB-Weg (Nuclear factor kappa-light-chain-enhancer of activated B cells).

Aktuelle Forschung:

Zahlreiche Studien haben die potenziellen gesundheitlichen Vorteile von molekularem Wasserstoff in Tiermodellen und klinischen Studien untersucht. Diese Studien decken ein breites Spektrum von Anwendungsbereichen ab, darunter Neuroprotektion, Kardioprotektion, Diabetes, Hautgesundheit, Anti-Aging und sportliche Leistungssteigerung.

Trotz vielversprechender Ergebnisse ist weitere Forschung erforderlich, um die genauen Mechanismen zu verstehen und die optimalen Anwendungsformen von H_2 festzulegen.

1.3 Geschichtliche Entwicklung und Forschung

Die Geschichte der Wasserstoffforschung ist eng mit der Entwicklung der modernen Chemie und Physik verbunden. Bereits im 18. Jahrhundert identifizierte der englische Wissenschaftler Henry Cavendish Wasserstoff als eigenständiges Element. Die industrielle Nutzung von Wasserstoff, insbesondere in der chemischen Industrie und der Energieerzeugung, nahm im 20. Jahrhundert an Fahrt auf.

Der Übergang zur Anwendung von Wasserstoff in der Medizin begann jedoch erst im späten 20. und frühen 21. Jahrhundert. Der Schwerpunkt der frühen Forschung lag auf der Untersuchung der physikalischen und chemischen Eigenschaften von Wasserstoff sowie seiner Rolle in der Energieproduktion und Industrie. Erst mit der Entdeckung der selektiven antioxidativen Wirkung von H_2 begann die wissenschaftliche Gemeinschaft, das Potenzial von Wasserstoff als therapeutisches Mittel zu erkennen.

Die frühen Jahre:

In den 1970er Jahren entdeckten Forscher, dass Wasserstoff in hohen Konzentrationen als Atemgas verwendet werden kann, um den Druck auf das Zentralnervensystem bei Tiefseetauchern zu verringern (Helium-Sauerstoff-Wasserstoff-Gemische). Diese Erkenntnisse legten den Grundstein für die Idee, dass Wasserstoffmoleküle biologisch aktive Wirkungen haben könnten.

Entwicklung der Wasserstoffmedizin:

Die eigentliche Blütezeit der Wasserstoffmedizin begann nach der Veröffentlichung der „Nature Medicine"-Studie im Jahr 2007. Diese Studie demonstrierte, dass H_2 als wirksames Antioxidans wirkt und neuronale Schäden durch Ischämie/Reperfusion in Ratten verhindern kann. Diese Entdeckung führte zu einem exponentiellen Anstieg der Forschungstätigkeit in diesem Bereich. Wissenschaftler auf der ganzen Welt begannen, die Auswirkungen von Wasserstoff auf verschiedene biologische Systeme zu untersuchen.

Meilensteine in der Forschung:

Seit 2007 wurden über 1.000 wissenschaftliche Arbeiten veröffentlicht, die die verschiedenen biologischen Wirkungen von molekularem Wasserstoff untersuchen. Dazu gehören präklinische Studien an Tiermodellen sowie klinische Studien am Menschen. Ein bemerkenswertes Ergebnis dieser Forschung ist, dass H_2 als Therapieergänzung bei einer Vielzahl von Krankheiten eingesetzt werden kann, von neurodegenerativen Erkrankungen wie Parkinson und Alzheimer bis hin zu chronischen Entzündungskrankheiten wie Rheumatoider Arthritis und Typ-2-Diabetes.

Aktuelle Entwicklungen:

Heute sind die Anwendungen von molekularem Wasserstoff in der Medizin breit gefächert. Zu den modernsten Entwicklungen gehören Wasserstoffinhalatoren, wasserstoffangereichertes Wasser und Hautpflegeprodukte, die alle darauf abzielen, die antioxidativen und entzündungshemmenden Vorteile von Wasserstoff effektiv zu nutzen. Die CellPower-Wasserflasche ist ein Beispiel für diese innovative Anwendung, die es ermöglicht, Wasserstoff in einer praktischen und alltäglichen Form zu konsumieren.

1.4 Die Rolle von Wasserstoff in der modernen Medizin

Wasserstoff ist nicht nur ein Energieträger oder ein chemisches Element, sondern auch ein vielversprechendes Therapeutikum in der modernen Medizin. Seine Rolle in der Präventivmedizin und der Behandlung von Krankheiten wird immer stärker anerkannt.

Präventivmedizin:

In der Präventivmedizin spielt Wasserstoff eine entscheidende Rolle, da er die Zellgesundheit fördert und die Alterung verlangsamt. Durch seine Fähigkeit, oxidative Schäden zu reduzieren und Entzündungen zu modulieren, kann Wasserstoff dazu beitragen, das Risiko für eine Vielzahl von Krankheiten zu senken, einschließlich Herz-Kreislauf-Erkrankungen, Diabetes und neurodegenerativen Erkrankungen. Darüber hinaus zeigt Wasserstoff Potenzial in der Hautpflege und im Anti-Aging, da er die Haut vor Umweltbelastungen schützt und die Zellerneuerung fördert.

Therapeutische Anwendungen:

In der klinischen Praxis wird Wasserstoff zunehmend als ergänzende Therapie bei der Behandlung chronischer Krankheiten eingesetzt. Zum Beispiel kann Wasserstoffinhaler als Teil einer Therapie bei Lungen- und Atemwegserkrankungen verwendet werden, um Entzündungen zu reduzieren und die Sauerstoffversorgung zu verbessern. Ebenso wird wasserstoffangereichertes Wasser in der Onkologie erforscht, da es potenziell die Nebenwirkungen der Strahlentherapie und Chemotherapie lindern kann.

Behandlung von neurodegenerativen Erkrankungen:

Wasserstoff zeigt vielversprechende Ergebnisse bei der Behandlung von neurodegenerativen Erkrankungen wie

Alzheimer und Parkinson. Die antioxidativen Eigenschaften von H_2 können die neuroinflammatorischen Prozesse abschwächen und den Zelltod verhindern, was das Fortschreiten solcher Erkrankungen verlangsamen könnte. Erste klinische Studien deuten darauf hin, dass der regelmäßige Konsum von Wasserstoffwasser die kognitive Funktion bei Patienten mit neurodegenerativen Erkrankungen verbessern könnte.

Herz-Kreislauf-Erkrankungen:

Wasserstoff hat auch das Potenzial, die Behandlung von Herz-Kreislauf-Erkrankungen zu revolutionieren. Studien zeigen, dass H_2 das Herzgewebe nach einem Herzinfarkt schützen kann, indem es oxidativen Stress reduziert und den Zelltod verhindert. Darüber hinaus könnte Wasserstoff eine Rolle bei der Prävention von Arteriosklerose spielen, indem es Entzündungen in den Blutgefäßen reduziert und die Endothelfunktion verbessert.

Diabetes und Stoffwechselerkrankungen:

Wasserstoff hat in Studien auch positive Effekte auf den Blutzuckerspiegel und die Insulinsensitivität gezeigt, was ihn zu einem potenziellen Therapeutikum für Menschen mit Typ-2-Diabetes macht. Die entzündungshemmenden Eigenschaften von Wasserstoff können dazu beitragen, die systemische Entzündung zu reduzieren, die eine Schlüsselrolle bei der Entstehung von Insulinresistenz spielt.

Krebsforschung:

In der Onkologie wird Wasserstoff vor allem wegen seiner Fähigkeit untersucht, oxidative Schäden zu minimieren, die durch Krebsbehandlungen wie Strahlentherapie und Chemotherapie verursacht werden. Obwohl Wasserstoff nicht als direkte Krebsbehandlung gilt, könnte es als unterstützende Therapie helfen, die Lebensqualität der Patienten zu verbessern und Nebenwirkungen zu lindern.

1.5 Praktische Anwendungen und zukünftige Perspektiven

Die Anwendung von Wasserstofftechnologien in der Medizin steht erst am Anfang, und die zukünftigen Perspektiven sind vielversprechend. In diesem Unterkapitel werden praktische Anwendungen vorgestellt und ein Ausblick auf zukünftige Entwicklungen gegeben.

Anwendung im Alltag:

Neben den bereits genannten medizinischen Anwendungen findet Wasserstoffwasser zunehmend Einzug in den Alltag gesundheitsbewusster Menschen. Ob zur täglichen Hydration, zur Unterstützung des Trainings oder als Teil einer Anti-Aging-Routine – die praktischen Anwendungen sind vielfältig und leicht in den Alltag zu integrieren.

Technologische Innovationen:

Die Forschung und Entwicklung im Bereich der Wasserstofftechnologie schreitet stetig voran. Zukünftige Innovationen könnten tragbare Inhalationsgeräte umfassen, die es ermöglichen, Wasserstoff direkt in der Lunge zu verabreichen, oder neue Formen wasserstoffangereicherter Nahrungsmittel und Nahrungsergänzungsmittel. Darüber hinaus könnten wasserstoffbasierte Therapien in Kombination mit anderen Behandlungen weiter optimiert werden, um eine noch gezieltere und wirksamere Anwendung zu ermöglichen.

Regulatorische und ethische Aspekte:

Mit dem wachsenden Interesse an Wasserstofftechnologien stehen auch regulatorische und ethische Fragen im Raum. Es ist wichtig, dass diese Technologien sicher und verantwortungsbewusst eingesetzt werden, um den größtmöglichen Nutzen für die Gesundheit zu gewährleisten.

Dazu gehört die strikte Einhaltung von Qualitätsstandards und die Durchführung umfassender klinischer Studien, um die Wirksamkeit und Sicherheit von Wasserstoffanwendungen zu bestätigen.

Zukünftige Forschung:

Die Zukunft der Wasserstofftechnologie wird stark von der wissenschaftlichen Forschung abhängen. Es sind weitere Studien erforderlich, um die molekularen Mechanismen von Wasserstoff vollständig zu verstehen und die besten Anwendungsmethoden zu entwickeln. Besonders vielversprechend sind interdisziplinäre Ansätze, die Wasserstofftechnologie mit anderen innovativen Bereichen wie der Genetik, der Zellbiologie und der regenerativen Medizin kombinieren.

Ausblick:

Wasserstoff hat das Potenzial, ein Schlüsselelement in der Präventivmedizin und der Behandlung chronischer Krankheiten zu werden. Die kontinuierliche Forschung und technologische Entwicklung werden dazu beitragen, dieses Potenzial voll auszuschöpfen und die Anwendungsmöglichkeiten zu erweitern. Die Vision ist eine Zukunft, in der Wasserstofftechnologien nicht nur in der Medizin, sondern auch in der alltäglichen Gesundheitsvorsorge eine zentrale Rolle spielen.

Kapitel 2: Die CellPower-Technologie

2.1 Vorstellung der CellPower-Wasserflasche

Die CellPower-Wasserflasche repräsentiert eine bemerkenswerte Innovation im Bereich der Gesundheits- und Wellnessprodukte. Sie kombiniert fortschrittliche Technologie mit einem benutzerfreundlichen Design, um Wasserstoffwasser für jedermann zugänglich zu machen. Wasserstoffwasser ist Wasser, das mit molekularem Wasserstoff angereichert ist, um seine antioxidativen und entzündungshemmenden Vorteile zu nutzen. Die CellPower-Wasserflasche ermöglicht es, diese Vorteile auf einfache und effektive Weise in den Alltag zu integrieren.

Design und Aufbau:

Die CellPower-Wasserflasche ist aus hochwertigen Materialien gefertigt, die sowohl langlebig als auch sicher sind. Das Design ist so konzipiert, dass es sowohl ästhetisch ansprechend als auch funktional ist. Die Flasche besteht aus mehreren Schichten, die speziell entwickelt wurden, um die Wasserstoffproduktion zu optimieren und gleichzeitig die Reinheit des Wassers zu gewährleisten. Der integrierte Wasserstoffgenerator ist das Herzstück der Flasche, der über ein wiederaufladbares Batteriemodul betrieben wird. Dieses Modul ermöglicht eine einfache und schnelle Aufladung über USB, was die Flasche besonders praktisch für den täglichen Gebrauch macht.

Technologie und Funktionsweise:

Die CellPower-Wasserflasche nutzt elektrolytische Technologie, um Wasserstoffmoleküle im Wasser zu erzeugen. Durch den Elektrolyseprozess wird Wasser (H_2O) in seine Bestandteile, Wasserstoff (H_2) und Sauerstoff (O_2), zerlegt. Der erzeugte molekulare Wasserstoff wird dann im Wasser gelöst, während der Sauerstoff entweicht. Dieser Prozess dauert nur wenige Minuten und kann per Knopfdruck gestartet werden. Die erzeugte Konzentration von Wasserstoff im Wasser ist optimiert, um maximale gesundheitliche Vorteile zu bieten, ohne die Geschmackseigenschaften des Wassers zu beeinträchtigen.

Benutzerfreundlichkeit:

Ein weiterer Vorteil der CellPower-Wasserflasche ist ihre einfache Handhabung. Die Flasche ist leicht und tragbar, sodass sie problemlos überallhin mitgenommen werden kann. Sie eignet sich ideal für den Einsatz zu Hause, im Büro oder unterwegs. Die Bedienung ist intuitiv und erfordert keine technischen Vorkenntnisse. Durch die einfache Reinigung und Wartung ist die Flasche auch langfristig nutzbar, ohne dass die Leistung nachlässt.

Sicherheit und Qualität:

Sicherheit ist ein wesentlicher Aspekt bei der Entwicklung der CellPower-Wasserflasche. Alle Materialien, die in der Flasche verwendet werden, sind BPA-frei und erfüllen die höchsten Standards für Lebensmittelsicherheit. Der Wasserstoffgenerator ist so konzipiert, dass er eine gleichmäßige und sichere Produktion von Wasserstoff gewährleistet, ohne dass schädliche Nebenprodukte entstehen. Darüber hinaus verfügt die Flasche über ein integriertes Sicherheitssystem, das Überhitzung und andere potenzielle Gefahren verhindert.

2.2 Funktionsweise der Wasserstoffproduktion

Die Wasserstoffproduktion in der CellPower-Wasserflasche basiert auf fortschrittlicher elektrolytischer Technologie, die sowohl effektiv als auch effizient ist. Dieser Abschnitt beschreibt die technischen Details des Elektrolyseprozesses und erklärt, wie die Flasche Wasserstoff erzeugt und im Wasser bindet.

Der Elektrolyseprozess:

Die Elektrolyse ist ein elektrochemischer Prozess, bei dem Wasser in seine chemischen Bestandteile, Wasserstoff und Sauerstoff, zerlegt wird. Dieser Prozess erfordert eine Stromquelle, die die notwendigen elektrischen Impulse liefert, um die chemische Bindung zwischen den Wasserstoff- und Sauerstoffatomen zu brechen. In der CellPower-Wasserflasche wird dieser Prozess durch eine spezielle Membran unterstützt, die selektiv für Wasserstoffionen durchlässig ist. Diese Membran ermöglicht eine effiziente Trennung der erzeugten Gase, sodass der Wasserstoff im Wasser gelöst bleibt, während der Sauerstoff entweicht.

Technische Details:

Der Elektrolyseprozess in der CellPower-Wasserflasche wird durch eine fortschrittliche Protonenaustauschmembran (PEM) unterstützt, die eine effiziente Produktion von Wasserstoff ermöglicht. Die PEM ist eine dünne, ionenleitende Schicht, die speziell entwickelt wurde, um Protonen (H^+-Ionen) von der Anode zur Kathode zu transportieren, während sie gleichzeitig verhindert, dass Elektronen durch die Membran passieren. Dies führt zu einer effizienten Trennung von Wasserstoff und Sauerstoff und maximiert die Konzentration von Wasserstoff im Wasser. Der gesamte Prozess wird durch eine wiederaufladbare Batterie angetrieben, die genug Energie liefert, um mehrere Zyklen der Wasserstoffproduktion zu unterstützen, bevor sie wieder aufgeladen werden muss.

Konzentration und Dosierung:

Die Menge an Wasserstoff, die im Wasser gelöst wird, ist ein entscheidender Faktor für die Wirksamkeit des Produkts. Die CellPower-Wasserflasche ist so kalibriert, dass sie eine optimale Konzentration von molekularem Wasserstoff erzeugt, die zwischen 1,0 und 1,5 ppm (parts per million) liegt. Diese Konzentration wird von wissenschaftlichen Studien als ausreichend angesehen, um die antioxidativen und entzündungshemmenden Effekte im Körper zu fördern.

Die Flasche bietet dem Benutzer die Möglichkeit, den Wasserstoffgehalt an seine individuellen Bedürfnisse anzupassen, indem sie die Dauer des Elektrolyseprozesses verlängert oder verkürzt.

Wissenschaftlicher Hintergrund:

Der Einsatz von Wasserstoff in der Medizin basiert auf einer soliden wissenschaftlichen Grundlage. Forschungen haben gezeigt, dass molekularer Wasserstoff durch seine geringe Molekülgröße und seine Neutralität leicht in die Zellen eindringen kann, wo er reaktive Sauerstoffspezies (ROS) neutralisiert und oxidative Schäden verhindert. Dies macht ihn zu einem idealen Mittel zur Bekämpfung von oxidativem Stress, der mit vielen chronischen Krankheiten und dem Alterungsprozess in Verbindung gebracht wird. Die CellPower-Wasserflasche nutzt diese wissenschaftlichen Erkenntnisse und bietet eine praktische Lösung, um die gesundheitlichen Vorteile von Wasserstoff im Alltag zu nutzen.

2.3 Innovationen in der CellPower-Technologie

Die CellPower-Technologie zeichnet sich durch mehrere bahnbrechende Innovationen aus, die sie von anderen Wasserstoffprodukten auf dem Markt abheben. Diese Innovationen betreffen sowohl die technische Ausführung als auch das Design und die Benutzerfreundlichkeit der Flasche.

Fortschrittliche Membrantechnologie:

Wie bereits erwähnt, spielt die Protonenaustauschmembran (PEM) eine zentrale Rolle in der CellPower-Technologie. Diese Membran ermöglicht eine effiziente und selektive Trennung von Wasserstoff und Sauerstoff während des Elektrolyseprozesses. Die von CellPower verwendete PEM gehört zu den fortschrittlichsten auf dem Markt und zeichnet sich durch ihre Langlebigkeit und hohe Effizienz aus. Sie stellt sicher, dass die Flasche auch nach längerer Nutzung konsistente Ergebnisse liefert.

Tragbarkeit und Benutzerfreundlichkeit:

Eine der größten Innovationen der CellPower-Wasserflasche ist ihre Tragbarkeit. Während viele Wasserstoffgeneratoren groß und unhandlich sind, hat CellPower eine kompakte und leichte Flasche entwickelt, die leicht in jede Tasche passt. Dies macht es möglich, die Vorteile von Wasserstoffwasser überall zu genießen – sei es im Büro, im Fitnessstudio oder unterwegs. Darüber hinaus ist die Flasche mit einem benutzerfreundlichen Interface ausgestattet, das es dem Benutzer ermöglicht, den Elektrolyseprozess mit nur einem Knopfdruck zu starten.

Langlebigkeit und Nachhaltigkeit:

CellPower hat großen Wert auf die Langlebigkeit und Nachhaltigkeit ihrer Produkte gelegt. Die verwendeten Materialien sind nicht nur sicher und BPA-frei, sondern auch umweltfreundlich. Die Flasche ist so konzipiert, dass sie über Jahre hinweg verwendet werden kann, ohne dass die Leistung nachlässt. Darüber hinaus hat CellPower ein Recyclingprogramm eingerichtet, das es Benutzern ermöglicht, ihre alten Flaschen umweltgerecht zu entsorgen und gleichzeitig Rabatte auf neue Produkte zu erhalten.

Wiederaufladbares Energiesystem:

Ein weiteres innovatives Merkmal der CellPower-Wasserflasche ist das wiederaufladbare Energiesystem. Die Flasche wird mit einer langlebigen Lithium-Ionen-Batterie betrieben, die über ein USB-Kabel aufgeladen werden kann. Eine volle Ladung reicht für mehrere Zyklen der Wasserstoffproduktion, was sie besonders praktisch für den täglichen Gebrauch macht. CellPower hat das Ladegerät so gestaltet, dass es sowohl für den Gebrauch zu Hause als auch für unterwegs geeignet ist.

Benutzerfeedback und kontinuierliche Verbesserung:

CellPower legt großen Wert auf das Feedback seiner Benutzer. Die Entwicklung der Wasserflasche basiert auf einer engen Zusammenarbeit mit Kunden, die ihre Erfahrungen und Verbesserungsvorschläge teilen. Dieses kontinuierliche Feedback wird genutzt, um die Produkte weiter zu optimieren und neue Funktionen zu entwickeln, die den Bedürfnissen der Benutzer entsprechen. Dies zeigt sich auch in der Einführung neuer Modelle und Zubehörteile, die den Einsatzbereich der Flasche erweitern.

2.4 Vergleich mit anderen Technologien auf dem Markt

Die CellPower-Wasserflasche steht nicht allein auf dem Markt für Wasserstoffprodukte. Es gibt zahlreiche andere Technologien und Geräte, die ähnliche Funktionen bieten. In diesem Abschnitt vergleichen wir die CellPower-Technologie mit einigen anderen auf dem Markt verfügbaren Wasserstoffprodukten und analysieren, wie sich die CellPower-Wasserflasche in Bezug auf Technologie, Benutzerfreundlichkeit, Preis-Leistungs-Verhältnis und Innovation abhebt.

Vergleich mit herkömmlichen Wasserstoffgeneratoren:

Viele Wasserstoffgeneratoren auf dem Markt sind groß und für den stationären Einsatz ausgelegt. Diese Geräte bieten in der Regel hohe Wasserstoffkonzentrationen, sind jedoch oft teuer und unhandlich. Die CellPower-Wasserflasche bietet einen klaren Vorteil in Bezug auf Mobilität und Benutzerfreundlichkeit, da sie die gleiche Wasserstoffkonzentration in einem tragbaren Format liefert. Darüber hinaus ist der Elektrolyseprozess in der CellPower-Flasche schnell und effizient, was sie zu einer idealen Lösung für den täglichen Gebrauch macht.

Preis-Leistungs-Verhältnis:

Während es auf dem Markt günstigere Wasserstoffprodukte gibt, rechtfertigt die CellPower-Wasserflasche ihren Preis durch die hohe Qualität der Materialien, die fortschrittliche Technologie und die zusätzlichen Funktionen wie das wiederaufladbare Energiesystem und die Tragbarkeit. Im Vergleich zu anderen Produkten, die eine ähnliche Technologie verwenden, bietet die CellPower-Wasserflasche ein besseres Preis-Leistungs-Verhältnis, insbesondere wenn man die Langlebigkeit und den geringen Wartungsaufwand berücksichtigt.

Innovationsvorsprung:

Einige Wasserstoffgeneratoren auf dem Markt verwenden veraltete oder weniger effiziente Technologien, die nicht die gleiche Konzentration an Wasserstoff im Wasser erreichen. Die fortschrittliche Protonenaustauschmembran (PEM) und die effiziente Elektrolysetechnologie von CellPower ermöglichen eine konsistente und hohe Wasserstoffkonzentration, die von vielen anderen Geräten nicht erreicht wird. Dies macht die CellPower-Wasserflasche besonders effektiv und zukunftssicher.

Kundensupport und Garantie:

CellPower unterscheidet sich auch durch den hervorragenden Kundensupport und die umfassende Garantie, die mit der Flasche einhergeht. Viele Konkurrenzprodukte bieten nur begrenzten Support und kurze Garantiezeiten, was für den Endverbraucher ein Risiko darstellen kann. CellPower bietet eine mehrjährige Garantie und ein engagiertes Support-Team, das den Benutzern bei allen Fragen und Problemen zur Seite steht. Dies erhöht die Kundenzufriedenheit und das Vertrauen in das Produkt.

Design und Ästhetik:

Während viele Wasserstoffgeneratoren funktional, aber wenig ansprechend im Design sind, legt CellPower großen Wert auf die Ästhetik ihrer Produkte. Die Wasserflasche ist nicht nur technisch ausgereift, sondern auch stilvoll gestaltet, sodass sie sich gut in moderne Lebensstile integriert. Dies ist besonders wichtig für Benutzer, die die Flasche im Büro oder in sozialen Umgebungen verwenden möchten.

Zusammenfassung des Vergleichs:

Insgesamt hebt sich die CellPower-Wasserflasche durch ihre Kombination aus fortschrittlicher Technologie, Benutzerfreundlichkeit, Tragbarkeit und ansprechendem Design deutlich von der Konkurrenz ab. Sie bietet eine hohe Wasserstoffkonzentration, die einfach und sicher im Alltag genutzt werden kann, und ist damit eine der besten Optionen auf dem Markt für alle, die die gesundheitlichen Vorteile von Wasserstoffwasser nutzen möchten.

2.5 Zukunft der CellPower-Technologie

Die CellPower-Technologie steht nicht still. Das Unternehmen ist bestrebt, seine Produkte kontinuierlich zu verbessern und neue Innovationen zu entwickeln, die den Anforderungen der Kunden gerecht werden und neue Maßstäbe in der Wasserstofftechnologie setzen.

Erweiterung der Produktpalette:

CellPower plant, in naher Zukunft weitere Produkte auf den Markt zu bringen, die auf der bewährten Wasserstofftechnologie basieren. Dazu könnten mobile Wasserstoffinhalatoren, wasserstoffangereicherte Hautpflegeprodukte und sogar wasserstoffangereicherte Lebensmittel gehören. Diese Produkte sollen die Vorteile von molekularem Wasserstoff noch breiter zugänglich machen und die Gesundheit und das Wohlbefinden der Benutzer auf vielfältige Weise unterstützen.

Forschung und Entwicklung:

CellPower investiert kontinuierlich in Forschung und Entwicklung, um die Technologie hinter der Wasserflasche weiter zu optimieren. Neue Materialien und Technologien werden getestet, um die Effizienz der Wasserstoffproduktion zu steigern und die Benutzererfahrung weiter zu verbessern. Darüber hinaus arbeitet das Unternehmen mit wissenschaftlichen Einrichtungen zusammen, um die gesundheitlichen Vorteile von Wasserstoff noch besser zu verstehen und die wissenschaftliche Grundlage für die Wirksamkeit ihrer Produkte zu erweitern.

Nachhaltigkeit und Umweltbewusstsein:

Ein weiterer Schwerpunkt für die Zukunft ist die Nachhaltigkeit. CellPower plant, seine Produktionsprozesse weiter zu optimieren, um den ökologischen Fußabdruck zu minimieren. Dies umfasst den Einsatz umweltfreundlicher Materialien, die Reduzierung von Abfällen und die Implementierung von Recyclingprogrammen. Gleichzeitig wird daran gearbeitet, die Energieeffizienz der Produkte weiter zu verbessern, um den Stromverbrauch zu senken und die Lebensdauer der Geräte zu verlängern.

2.6 Fazit und Ausblick

Die CellPower-Wasserflasche ist mehr als nur ein innovatives Wellnessprodukt. Sie repräsentiert den Fortschritt der Wasserstofftechnologie und die Möglichkeit, die Vorteile dieser Technologie in den Alltag zu integrieren. Durch ihre Benutzerfreundlichkeit, das ansprechende Design und die wissenschaftlich fundierte Technologie bietet sie eine einfache und effektive Möglichkeit, die gesundheitlichen Vorteile von Wasserstoffwasser zu nutzen.

Ausblick:

Mit kontinuierlichen Innovationen und einem klaren Fokus auf Qualität und Benutzerzufriedenheit ist CellPower gut positioniert, um auch in Zukunft eine führende Rolle im Markt für Wasserstoffprodukte zu spielen. Die Entwicklung neuer Produkte und Technologien wird es dem Unternehmen ermöglichen, seine Vision einer gesünderen und nachhaltigeren Zukunft weiter voranzutreiben.

Schlussabsatz:

Die CellPower-Wasserflasche ist nicht nur ein Produkt, sondern ein Symbol für den Fortschritt und die Möglichkeiten, die die moderne Wissenschaft und Technologie bieten. Für diejenigen, die ihre Gesundheit und ihr Wohlbefinden auf natürliche Weise verbessern möchten, bietet CellPower eine innovative und praktikable Lösung. Mit einem klaren Blick in die Zukunft wird CellPower weiterhin daran arbeiten, die Grenzen der Wasserstofftechnologie zu erweitern und die Gesundheit der Menschen weltweit zu verbessern.

Kapitel 3: Gesundheitsvorteile von Wasserstoffwasser

In diesem Kapitel werden die vielfältigen gesundheitlichen Vorteile von Wasserstoffwasser ausführlich beschrieben. Molekularer Wasserstoff hat sich als eine der vielversprechendsten Substanzen zur Förderung der Gesundheit und des Wohlbefindens erwiesen. Dieses Kapitel behandelt die wissenschaftlichen Grundlagen und die praktischen Anwendungen von Wasserstoffwasser in verschiedenen Bereichen der Gesundheit.

3.1 Antioxidative Eigenschaften

Die antioxidativen Eigenschaften von molekularem Wasserstoff sind eine der Hauptgründe, warum Wasserstoffwasser so viel Aufmerksamkeit erregt hat. Oxidativer Stress entsteht, wenn es ein Ungleichgewicht zwischen freien Radikalen und Antioxidantien im Körper gibt. Dieses Ungleichgewicht kann zu Zellschäden führen und spielt eine zentrale Rolle bei der Entwicklung chronischer Krankheiten wie Herz-Kreislauf-Erkrankungen, Diabetes und Krebs.

Molekularer Wasserstoff ist ein selektives Antioxidans, das gezielt die schädlichsten freien Radikale, wie das Hydroxylradikal (•OH), neutralisieren kann. Im Gegensatz zu vielen anderen Antioxidantien, die auch nützliche reaktive Sauerstoffspezies (ROS) blockieren, wirkt molekularer Wasserstoff gezielt und schont dabei die für die Zellkommunikation wichtigen ROS.

3.2 Entzündungshemmende Effekte

Chronische Entzündungen sind ein Haupttreiber vieler degenerativer Erkrankungen, darunter Arthritis, Herzerkrankungen und neurodegenerative Störungen. Molekularer Wasserstoff hat gezeigt, dass er entzündungshemmende Zytokine reduzieren kann, was die entzündungsfördernden Prozesse im Körper modifiziert.

Durch seine entzündungshemmenden Effekte kann Wasserstoffwasser helfen, Schmerzen zu lindern und die Heilung bei entzündungsbedingten Erkrankungen zu unterstützen. Dieser Aspekt macht es besonders attraktiv für Menschen, die unter chronischen Entzündungen oder Autoimmunerkrankungen leiden.

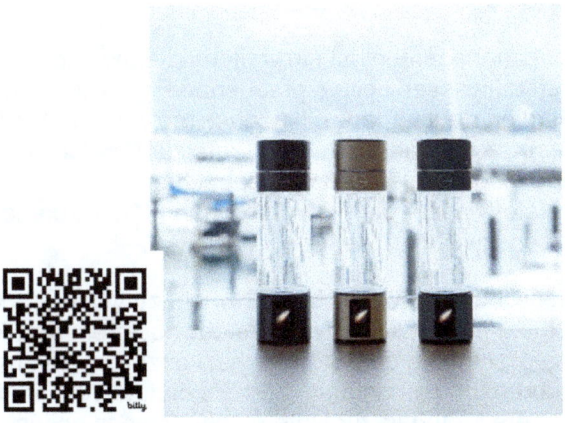

LumiVitae | CellPower Wasserstoff-Wasserflasche

Direktlink zum Produkt: https://bit.ly/4cs3K5s

3.3 Förderung der Hautgesundheit

Die Haut ist das größte Organ des menschlichen Körpers und ist ständig verschiedenen Umweltfaktoren wie UV-Strahlung, Verschmutzung und oxidativem Stress ausgesetzt. Wasserstoffwasser hat sich als effektives Mittel erwiesen, um die Haut vor diesen schädlichen Einflüssen zu schützen.

Durch seine antioxidative Wirkung kann Wasserstoffwasser die Hautzellen vor Schäden durch freie Radikale schützen und so den Alterungsprozess verlangsamen. Dies führt zu einer glatteren, strahlenderen Haut und kann das Auftreten von Falten und Altersflecken reduzieren. Darüber hinaus fördert Wasserstoffwasser die Hydratation der Haut, was ihre Elastizität verbessert und sie praller erscheinen lässt.

3.4 Unterstützung bei der Gewichtsreduktion

Gewichtsmanagement ist ein weiterer Bereich, in dem Wasserstoffwasser vielversprechende Ergebnisse gezeigt hat. Studien deuten darauf hin, dass molekularer Wasserstoff den Stoffwechsel anregen kann, was zur Gewichtsreduktion beiträgt. Insbesondere wurde beobachtet, dass Wasserstoffwasser die Fettverbrennung fördert und die Insulinsensitivität verbessert.

Für Menschen, die versuchen, Gewicht zu verlieren oder ihr Gewicht zu halten, kann Wasserstoffwasser ein nützliches Hilfsmittel sein, um den Stoffwechsel anzukurbeln und die Fettverbrennung zu unterstützen. Es bietet eine natürliche und sichere Methode zur Unterstützung eines gesunden Gewichtsmanagements.

3.5 Verbesserung der sportlichen Leistung

Athleten und aktive Menschen suchen ständig nach Wegen, um ihre Leistung zu verbessern und ihre Erholungszeit zu verkürzen. Wasserstoffwasser bietet eine natürliche Möglichkeit, beides zu erreichen. Durch seine antioxidativen und entzündungshemmenden Eigenschaften kann Wasserstoffwasser dazu beitragen, oxidative Schäden durch intensives Training zu reduzieren und die Regeneration der Muskeln zu fördern.

Darüber hinaus haben einige Studien gezeigt, dass Wasserstoffwasser die Ausdauerleistung verbessern kann, indem es die Produktion von Milchsäure während des Trainings reduziert. Dies führt zu einer geringeren Ermüdung und ermöglicht es Athleten, länger und intensiver zu trainieren.

3.6 Stärkung des Immunsystems

Ein starkes Immunsystem ist entscheidend, um den Körper vor Infektionen und Krankheiten zu schützen. Wasserstoffwasser kann durch seine antioxidativen und entzündungshemmenden Eigenschaften dazu beitragen, das Immunsystem zu stärken. Indem es oxidative Schäden reduziert und entzündungshemmend wirkt, unterstützt Wasserstoffwasser die Funktion des Immunsystems und hilft dem Körper, sich gegen schädliche Eindringlinge zu verteidigen.

Regelmäßiger Konsum von Wasserstoffwasser kann dazu beitragen, die allgemeine Gesundheit zu verbessern und die Anfälligkeit für Krankheiten zu verringern. Es bietet eine zusätzliche Schutzschicht, die insbesondere in Zeiten erhöhter Belastung oder während der Erkältungs- und Grippesaison von Vorteil sein kann.

Zusammenfassung der Vorteile von Wasserstoffwasser

Wasserstoffwasser bietet eine breite Palette an gesundheitlichen Vorteilen, die von der Reduzierung von oxidativem Stress bis hin zur Verbesserung der sportlichen Leistung und der Hautgesundheit reichen. Die wissenschaftlichen Erkenntnisse, die diese Vorteile unterstützen, machen Wasserstoffwasser zu einem wertvollen Hilfsmittel für jeden, der seine Gesundheit und sein Wohlbefinden verbessern möchte.

Schlüsselvorteile im Überblick:

- **Antioxidative Wirkung:**

    Schutz vor Zellschäden durch freie Radikale.

- **Entzündungshemmende Eigenschaften:**

    Reduzierung von chronischen Entzündungen.

- **Hautgesundheit:**

    Schutz und Verjüngung der Haut.

- **Gewichtsmanagement:**

    Unterstützung der Fettverbrennung und des Stoffwechsels.

- **Sportliche Leistung:**

    Verbesserung der Ausdauer und schnellere Erholung.

- **Immunsystem:**

    Stärkung der Abwehrkräfte des Körpers.

Dieses Kapitel bietet einen umfassenden Überblick über die vielfältigen gesundheitlichen Vorteile, die Wasserstoffwasser bietet. Es legt den Grundstein für das Verständnis, warum die CellPower-Technologie eine so wertvolle Ergänzung zu einem gesunden Lebensstil ist.

Schlussabsatz:

Wasserstoffwasser ist mehr als nur ein Trend – es ist eine wissenschaftlich fundierte Methode zur Verbesserung der Gesundheit und des Wohlbefindens. Durch die Integration in deinen Alltag kannst du von den zahlreichen Vorteilen profitieren, die dieses einfache, aber kraftvolle Molekül zu bieten hat.

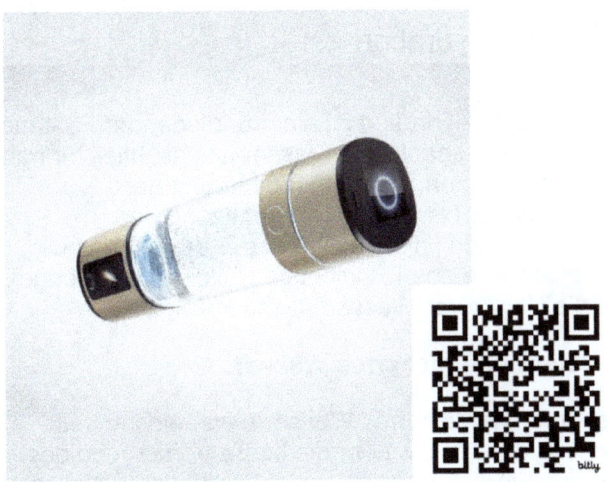

LumiVitae | CellPower Wasserstoff-Wasserflasche

Direktlink zum Produkt: https://bit.ly/4cs3K5s

Kapitel 4: Anwendungen von CellPower-Produkten

In diesem Kapitel werden die vielfältigen Anwendungsbereiche der CellPower-Produkte vorgestellt. Diese Anwendungen reichen von der täglichen Hydration über den Einsatz im Sport bis hin zur Unterstützung im Anti-Aging-Bereich. Wir betrachten auch konkrete Erfahrungsberichte und Fallstudien, die die Effektivität der CellPower-Technologie in der Praxis untermauern.

4.1 Tägliche Hydration

Die regelmäßige Hydration ist ein grundlegender Bestandteil eines gesunden Lebensstils. Wasser ist essentiell für nahezu alle Körperfunktionen, von der Regulierung der Körpertemperatur bis hin zur Unterstützung des Stoffwechsels. Doch die Qualität des Wassers, das wir trinken, spielt eine ebenso wichtige Rolle wie die Menge. Hier kommt die CellPower-Wasserflasche ins Spiel.

Wasserstoffangereichertes Wasser:

Wasserstoffangereichertes Wasser bietet eine erweiterte Form der Hydration, die über die bloße Versorgung des Körpers mit Flüssigkeit hinausgeht. Molekularer Wasserstoff hat das Potenzial, den Zellstoffwechsel zu optimieren, oxidativen Stress zu reduzieren und die allgemeine Gesundheit zu fördern. Dies macht Wasserstoffwasser zu einer idealen Wahl für die tägliche Hydration.

Anwendung im Alltag:

CellPower-Produkte sind so konzipiert, dass sie leicht in den täglichen Ablauf integriert werden können. Ob zu Hause, im Büro oder unterwegs – die tragbare CellPower-Wasserflasche ermöglicht es, jederzeit Zugang zu Wasserstoffwasser zu haben. Die einfache Handhabung und die schnelle Produktion von Wasserstoffwasser machen es unkompliziert, gesunde Trinkgewohnheiten beizubehalten.

4.2 Einsatz im Sport

Für Sportler und aktive Menschen ist eine optimale Hydration entscheidend für die Leistungsfähigkeit und die Regeneration. Wasserstoffwasser kann hier einen zusätzlichen Vorteil bieten, da es nicht nur den Flüssigkeitsbedarf deckt, sondern auch antioxidative und entzündungshemmende Effekte hat, die die sportliche Leistung verbessern können.

Leistungssteigerung durch Wasserstoff:

Studien haben gezeigt, dass molekularer Wasserstoff die Bildung von Milchsäure während intensiver körperlicher Aktivität reduzieren kann. Dies führt zu einer geringeren Ermüdung und ermöglicht es Sportlern, länger auf einem höheren Leistungsniveau zu bleiben. Darüber hinaus unterstützt Wasserstoff die schnellere Erholung der Muskeln nach dem Training, was das Risiko von Verletzungen und Überlastungen verringert.

Regeneration und Erholung:

Nach dem Training hilft Wasserstoffwasser, den Körper schneller zu regenerieren. Die antioxidativen Eigenschaften neutralisieren freie Radikale, die durch intensive körperliche Aktivität entstehen, und reduzieren so Muskelschäden. Viele Athleten berichten, dass sie sich nach dem Trinken von Wasserstoffwasser schneller erholen und weniger Muskelkater verspüren.

4.3 Verwendung im Anti-Aging

Der Alterungsprozess ist ein natürlicher Teil des Lebens, aber die sichtbaren und fühlbaren Auswirkungen des Alterns können durch bestimmte Lebensstiländerungen verlangsamt werden. CellPower-Produkte, insbesondere Wasserstoffwasser, spielen eine bedeutende Rolle im Anti-Aging-Prozess, indem sie die Zellgesundheit unterstützen und die Haut vor den Zeichen der Zeit schützen.

Wirkung auf die Hautalterung:

Eine der sichtbarsten Auswirkungen des Alterns ist der Verlust der Hautelastizität und die Bildung von Falten. Oxidativer Stress ist einer der Hauptfaktoren, der zur Hautalterung beiträgt. Wasserstoffwasser hilft, diesen Stress zu reduzieren, indem es freie Radikale neutralisiert, die die Hautzellen schädigen. Dies führt zu einer glatteren, strahlenderen Haut und kann das Auftreten von feinen Linien und Falten verringern.

Innere Verjüngung:

Wasserstoff hat nicht nur äußere, sondern auch innere Anti-Aging-Effekte. Es fördert die Gesundheit der Zellen, unterstützt die Funktion der Mitochondrien und kann so den Alterungsprozess auf zellulärer Ebene verlangsamen. Menschen, die regelmäßig Wasserstoffwasser konsumieren, berichten oft von einem verbesserten Energielevel, besserem Schlaf und einer allgemein gesteigerten Lebensqualität.

4.4 CellPower im Wellness-Bereich

Wellness ist ein umfassender Ansatz für Gesundheit, der körperliches, geistiges und emotionales Wohlbefinden umfasst. CellPower-Produkte fügen sich nahtlos in diesen Ansatz ein, indem sie dazu beitragen, Stress abzubauen, das Immunsystem zu stärken und das allgemeine Wohlbefinden zu verbessern.

Stressabbau und mentale Klarheit:

Stress ist ein häufiger Begleiter des modernen Lebens, und seine Auswirkungen auf die Gesundheit können erheblich sein. Wasserstoffwasser kann dabei helfen, die physiologischen Auswirkungen von Stress zu mildern. Es reduziert die durch Stress induzierte oxidative Belastung und fördert eine ruhigere und klarere geistige Verfassung.

Stärkung des Immunsystems:

Ein starkes Immunsystem ist unerlässlich, um gesund zu bleiben und Krankheiten vorzubeugen. Die regelmäßige Einnahme von Wasserstoffwasser kann das Immunsystem stärken, indem es die Funktion der Immunzellen unterstützt und Entzündungen reduziert.

Integrative Wellness-Anwendungen:

CellPower-Produkte können leicht in eine umfassende Wellness-Routine integriert werden. Ob als Teil einer Morgenroutine, nach dem Training oder zur Entspannung am Abend – die Flexibilität und Benutzerfreundlichkeit der Produkte machen sie zu einem wertvollen Werkzeug für die tägliche Wellness.

4.5 Erfahrungsberichte und Fallstudien

Praktische Erfahrungen und wissenschaftliche Fallstudien sind entscheidend, um die Wirksamkeit und den Nutzen von CellPower-Produkten zu untermauern. In diesem Abschnitt werden verschiedene Erfahrungsberichte von Nutzern sowie wissenschaftliche Studien vorgestellt, die die positiven Auswirkungen von Wasserstoffwasser in verschiedenen Anwendungsbereichen dokumentieren.

Erfahrungsberichte von Anwendern:

Viele Menschen berichten von erheblichen Verbesserungen in ihrer Gesundheit und ihrem Wohlbefinden nach der regelmäßigen Anwendung von CellPower-Produkten. Diese Erfahrungsberichte umfassen eine Vielzahl von Aspekten, von verbesserter Hautgesundheit über gesteigerte Energie bis hin zur Unterstützung bei der Gewichtsreduktion. Die persönlichen Geschichten und Testimonials bieten einen wertvollen Einblick in die praktischen Vorteile der Produkte.

Wissenschaftliche Fallstudien:

Neben den Erfahrungsberichten gibt es auch zahlreiche wissenschaftliche Studien, die die Wirksamkeit von Wasserstoffwasser belegen. Diese Studien reichen von klinischen Versuchen an Patienten mit chronischen Erkrankungen bis hin zu Untersuchungen an Athleten und gesunden Freiwilligen. Die Ergebnisse zeigen konsistent positive Effekte, die die Verwendung von Wasserstoffwasser als ergänzende Therapie unterstützen.

Zusammenfassung und Ausblick

CellPower-Produkte bieten eine breite Palette von Anwendungsmöglichkeiten, die weit über die bloße Hydration hinausgehen. Durch ihre innovativen Technologien und die wissenschaftlich fundierten Vorteile können diese Produkte helfen, die Gesundheit zu fördern, das Wohlbefinden zu steigern und die Zeichen des Alterns zu bekämpfen.

In den folgenden Kapiteln werden wir tiefer in die wissenschaftlichen Grundlagen eintauchen und weitere Anwendungen sowie die Marktpositionierung von CellPower betrachten. Wir werden auch untersuchen, wie diese Produkte nachhaltig produziert werden und welche Zukunftsperspektiven sie bieten.

Kapitel 5: Wissenschaftliche Studien und Beweise

In diesem Kapitel werden die wissenschaftlichen Beweise für die Wirksamkeit von molekularem Wasserstoff und speziell der CellPower-Produkte detailliert dargestellt. Wir werden uns eingehend mit den wichtigsten wissenschaftlichen Durchbrüchen, relevanten Studien und kritischen Betrachtungen auseinandersetzen. Zusätzlich werden Interviews mit Experten präsentiert, die die Bedeutung der Forschung in diesem Bereich beleuchten.

5.1 Überblick über relevante Studien

Die Erforschung des molekularen Wasserstoffs hat in den letzten Jahrzehnten signifikante Fortschritte gemacht. Zahlreiche Studien haben die potenziellen gesundheitlichen Vorteile untersucht, die von der antioxidativen Wirkung bis hin zur Linderung chronischer Entzündungen reichen. Dieses Unterkapitel bietet einen umfassenden Überblick über die wichtigsten Studien, die die Grundlage für die heutige Anwendung von Wasserstoffwasser bilden.

Die Pionierstudie von 2007:

Eine der bahnbrechendsten Studien in diesem Bereich wurde 2007 in der Zeitschrift NATURE MEDICINE veröffentlicht. Diese Studie zeigte erstmals, dass molekularer Wasserstoff als selektives Antioxidans fungiert und besonders schädliche reaktive Sauerstoffspezies (ROS) wie das Hydroxylradikal neutralisieren kann, ohne dabei nützliche ROS zu beeinträchtigen. Diese Entdeckung war der Ausgangspunkt für zahlreiche weitere Forschungen.

Studien zur antioxidativen Wirkung:

Eine Vielzahl von Studien hat seither die antioxidativen Eigenschaften von Wasserstoffwasser bestätigt. Forscher haben festgestellt, dass die regelmäßige Einnahme von Wasserstoffwasser den oxidativen Stress signifikant reduzieren kann, was wiederum eine Schutzwirkung gegen verschiedene altersbedingte und chronische Erkrankungen bietet. Studien an Tieren und Menschen haben gezeigt, dass Wasserstoffwasser die Marker für oxidativen Stress reduziert und die antioxidative Kapazität des Körpers erhöht.

Studien zur Entzündungshemmung:

Neben seiner antioxidativen Wirkung wurde auch die entzündungshemmende Wirkung von Wasserstoffwasser umfassend untersucht. Studien haben gezeigt, dass Wasserstoff die Produktion von proinflammatorischen Zytokinen verringert und die Expression von entzündungshemmenden Molekülen fördert. Dies hat zur Folge, dass chronische Entzündungsprozesse im Körper gemindert werden, was für Menschen mit chronischen Entzündungserkrankungen von großem Nutzen sein kann.

Studien zu spezifischen Anwendungen:

Verschiedene Studien haben die Anwendung von Wasserstoffwasser in spezifischen Bereichen wie Neuroprotektion, Kardioprotektion und Sport untersucht. Diese Studien zeigen, dass Wasserstoffwasser neuroprotektive Effekte hat, indem es die Schädigung von Nervenzellen reduziert und die kognitive Funktion unterstützt. Im Bereich der Kardiologie hat Wasserstoffwasser gezeigt, dass es Herzschäden nach einem Herzinfarkt mindern kann, indem es den oxidativen Stress reduziert und die Entzündungsreaktion im Herzgewebe dämpft.

5.2 Wichtige wissenschaftliche Durchbrüche

Die letzten Jahre haben eine Reihe von bedeutenden Durchbrüchen in der Forschung über molekularen Wasserstoff hervorgebracht. Diese Durchbrüche haben nicht nur unser Verständnis der biologischen Wirkmechanismen von Wasserstoff vertieft, sondern auch neue Anwendungsfelder erschlossen.

Mechanismen der Zellprotektion:

Einer der wichtigsten Durchbrüche war die Entdeckung, dass molekularer Wasserstoff nicht nur als Antioxidans wirkt, sondern auch die Aktivierung bestimmter Signalwege im Körper beeinflusst. Zu den bekanntesten dieser Signalwege gehört der Nrf2-Weg, der eine zentrale Rolle in der zellulären Abwehr gegen oxidativen Stress spielt. Wasserstoff aktiviert den Nrf2-Weg, was zur Expression von antioxidativen Enzymen führt, die die Zellen vor Schäden schützen.

Mitochondriale Funktion:

Ein weiterer bedeutender Durchbruch war die Entdeckung, dass Wasserstoff die Funktion der Mitochondrien, den Kraftwerken der Zellen, verbessert. Dies ist besonders wichtig, da eine gestörte Mitochondrienfunktion zu einer Vielzahl von Krankheiten beiträgt, einschließlich neurodegenerativer Erkrankungen und Diabetes. Wasserstoff scheint die Effizienz der mitochondrialen Atmungskette zu erhöhen und die Produktion von ATP, der Energieeinheit der Zellen, zu steigern.

Klinische Anwendungen:

Die Forschung hat auch gezeigt, dass Wasserstoff in klinischen Anwendungen von großem Nutzen sein kann. In Studien mit Patienten, die an chronischen Erkrankungen wie rheumatoider Arthritis, Parkinson und chronischem Erschöpfungssyndrom (CFS) leiden, hat Wasserstoffwasser signifikante Verbesserungen in den Symptomen und der

Lebensqualität gezeigt. Diese Ergebnisse haben das Potenzial, die Anwendung von Wasserstoff in der klinischen Praxis zu revolutionieren.

5.3 Kritische Betrachtung und zukünftige Forschungen

Trotz der vielversprechenden Ergebnisse und Durchbrüche in der Wasserstoffforschung gibt es auch kritische Stimmen und offene Fragen, die in zukünftigen Studien adressiert werden müssen.

Herausforderungen bei der Standardisierung:

Eine der größten Herausforderungen in der Wasserstoffforschung ist die Standardisierung der Dosierung und der Verabreichungsformen. Während einige Studien positive Ergebnisse mit bestimmten Konzentrationen von Wasserstoffwasser zeigen, fehlen bisher standardisierte Protokolle, die eine konsistente Anwendung in der Praxis ermöglichen. Es ist wichtig, dass zukünftige Forschungen diese Lücke schließen, um klare Empfehlungen für die klinische Anwendung von Wasserstoffwasser geben zu können.

Langzeitwirkungen:

Obwohl viele Studien die kurzfristigen Vorteile von Wasserstoffwasser dokumentieren, sind die langfristigen Auswirkungen noch nicht vollständig erforscht. Langzeitstudien sind notwendig, um zu verstehen, wie sich die regelmäßige Einnahme von Wasserstoffwasser auf die Gesundheit über mehrere Jahre hinweg auswirkt und ob es potenzielle Nebenwirkungen gibt.

Kritische Stimmen:

Einige Forscher sind skeptisch gegenüber den weitreichenden Behauptungen über die Wirksamkeit von Wasserstoffwasser. Sie argumentieren, dass weitere rigorose klinische Studien erforderlich sind, um die Wirksamkeit in verschiedenen Anwendungen zu bestätigen. Insbesondere betonen sie die Notwendigkeit, die Placeboeffekte in Studien zu kontrollieren, um die tatsächliche Wirkung von Wasserstoffwasser zu isolieren.

Zukunftsperspektiven:

Die Zukunft der Wasserstoffforschung ist vielversprechend, mit zahlreichen geplanten Studien, die darauf abzielen, die Mechanismen und Anwendungen von Wasserstoff weiter zu erforschen. Insbesondere in den Bereichen Neuroprotektion, Kardioprotektion und Onkologie gibt es großes Interesse an der Erforschung der Rolle von Wasserstoff als ergänzende Therapie.

5.4 Interviews mit Experten

Um ein tieferes Verständnis der Bedeutung und der Zukunftsperspektiven der Wasserstoffforschung zu gewinnen, enthält dieses Kapitel auch Interviews mit führenden Experten auf diesem Gebiet. Diese Experten teilen ihre Einsichten in die aktuellen Forschungsergebnisse und diskutieren die Herausforderungen und Möglichkeiten, die die Wasserstoffforschung bietet.

Interview 1:

Dr. Maria Schmidt, Leiterin der Abteilung für molekulare Medizin

Dr. Schmidt hat maßgeblich zur Forschung über die antioxidativen und entzündungshemmenden Wirkungen von molekularem Wasserstoff beigetragen. In diesem Interview spricht sie über ihre jüngsten Studien und die potenziellen Anwendungen von Wasserstoff in der Präventivmedizin.

Interview 2:

Prof. Dr. Hans Müller, Experte für Neuroprotektion

Prof. Dr. Müller erforscht die neuroprotektiven Eigenschaften von Wasserstoff, insbesondere bei neurodegenerativen Erkrankungen wie Parkinson und Alzheimer. Er diskutiert die aktuellen Forschungsergebnisse und die vielversprechenden Ansätze, die Wasserstoff in der klinischen Praxis bieten könnte.

Interview 3:

Dr. Lisa Bauer, Sportwissenschaftlerin

Dr. Bauer beschäftigt sich mit der Rolle von Wasserstoff im Sport und der sportlichen Regeneration. Sie erklärt, wie Wasserstoffwasser Athleten helfen kann, ihre Leistung zu verbessern und die Erholungszeit zu verkürzen.

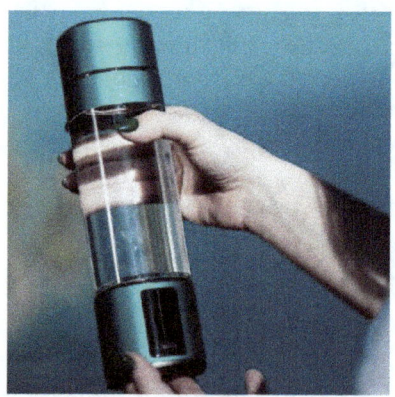

LumiVitae | CellPower Wasserstoff-Wasserflasche

Direktlink zum Produkt: https://bit.ly/4cs3K5s

Zusammenfassung und Ausblick

Die wissenschaftlichen Studien und Beweise für die Wirksamkeit von Wasserstoffwasser sind überzeugend und zeigen ein breites Spektrum an gesundheitlichen Vorteilen. Dennoch gibt es noch viel zu erforschen, insbesondere in Bezug auf die langfristigen Auswirkungen und die Standardisierung der Anwendung. Die Interviews mit Experten bieten wertvolle Einblicke in die Zukunft der Wasserstoffforschung und unterstreichen die Bedeutung weiterer Studien, um das volle Potenzial dieser faszinierenden Substanz zu erschließen.

Schlussabsatz:

Wasserstoffwasser steht an der Schnittstelle von Wissenschaft und Wellness, und die fortlaufende Forschung wird sicherlich weitere aufregende Entdeckungen bringen. Dieses Kapitel zeigt nicht nur die aktuellen Erkenntnisse, sondern bietet auch einen Ausblick auf die vielversprechende Zukunft der Wasserstofftechnologie.

Kapitel 6: Ratgeber zur optimalen Nutzung von CellPower

In diesem Kapitel werden praktische Anleitungen und Tipps zur optimalen Nutzung der CellPower-Produkte gegeben. Ziel ist es, dem Leser zu zeigen, wie er die Vorteile von Wasserstoffwasser in seinen Alltag integrieren kann, um das Beste aus den Produkten herauszuholen. Zudem werden häufig gestellte Fragen (FAQ) beantwortet, um alle relevanten Aspekte abzudecken.

6.1 Anleitung zur Nutzung der CellPower-Wasserflasche

Die CellPower-Wasserflasche ist so konzipiert, dass sie einfach zu bedienen und in den Alltag zu integrieren ist. Hier geben wir eine Schritt-für-Schritt-Anleitung, wie du die Flasche optimal nutzen kannst.

Schritt 1:

Vorbereitung und Befüllung

- **Reinigung:**

    Bevor du die CellPower-Wasserflasche zum ersten Mal benutzt, solltest du sie gründlich mit warmem Wasser und einem milden Reinigungsmittel reinigen. Dies stellt sicher, dass eventuelle Produktionsrückstände entfernt werden.

- **Befüllung:**

    Fülle die Flasche mit gefiltertem Wasser oder stillem Mineralwasser. Vermeide die Verwendung von kohlensäurehaltigem Wasser, da dies die Funktion der Wasserstoffproduktion beeinträchtigen kann.

Schritt 2:

Wasserstoffproduktion starten

- **Einschalten:**

    Drücke den Einschaltknopf auf der Flasche, um den Elektrolyseprozess zu starten. Du wirst sehen, wie sich kleine Bläschen im Wasser bilden – das ist der Wasserstoff, der ins Wasser eingeleitet wird.

- **Dauer:**

    Der Prozess dauert in der Regel 3 bis 5 Minuten. Während dieser Zeit wird das Wasser mit einer optimalen Menge an molekularem Wasserstoff angereichert.

Schritt 3:

Konsum des Wasserstoffwassers

- **Trinken:**

    Nachdem der Elektrolyseprozess abgeschlossen ist, solltest du das Wasser möglichst zeitnah trinken, um die höchste Konzentration von molekularem Wasserstoff zu genießen. Wasserstoff ist ein flüchtiges Gas und verflüchtigt sich mit der Zeit, daher ist es ratsam, das Wasser innerhalb von 15 Minuten zu konsumieren.

Schritt 4:

Reinigung und Wartung

- **Nach Gebrauch:**

    Spüle die Flasche nach jedem Gebrauch aus, um sicherzustellen, dass keine Rückstände zurückbleiben. Verwende dabei kein aggressives Reinigungsmittel, um die Lebensdauer der Elektrolyseeinheit zu verlängern.

- **Regelmäßige Wartung:**

    Einmal pro Woche solltest du die Flasche gründlicher reinigen und alle abnehmbaren Teile auseinandernehmen. Auch hier sollte ein mildes Reinigungsmittel verwendet werden.

6.2 Tipps zur Integration in den Alltag

Die Vorteile von Wasserstoffwasser entfalten sich am besten, wenn es regelmäßig konsumiert wird. Hier sind einige Tipps, wie du CellPower-Produkte problemlos in deinen täglichen Ablauf integrieren kannst.

Morgenroutine:

Beginne deinen Tag mit einem Glas Wasserstoffwasser, um deinen Körper zu hydrieren und gleichzeitig die antioxidativen und entzündungshemmenden Effekte zu nutzen. Dies hilft dir, erfrischt und voller Energie in den Tag zu starten.

Vor und nach dem Training:

Trinke Wasserstoffwasser etwa 30 Minuten vor dem Training, um deine Leistung zu verbessern. Nach dem Training unterstützt es die Regeneration und hilft, Muskelkater zu reduzieren.

Bei der Arbeit:

Halte deine CellPower-Wasserflasche auf deinem Schreibtisch bereit, um über den Tag verteilt hydratisiert zu bleiben. Der regelmäßige Konsum von Wasserstoffwasser kann helfen, die Konzentration zu verbessern und den Stresslevel zu senken.

Abendroutine:

Ein Glas Wasserstoffwasser am Abend kann dir helfen, besser zu entspannen und dich auf eine erholsame Nachtruhe vorzubereiten. Die antioxidative Wirkung unterstützt auch die nächtliche Regeneration deines Körpers.

Unterwegs:

Dank der tragbaren Bauweise der CellPower-Wasserflasche kannst du auch unterwegs jederzeit von den Vorteilen von Wasserstoffwasser profitieren. Egal, ob du auf Reisen bist oder einen langen Arbeitstag hast – die Flasche passt in jede Tasche und ist schnell einsatzbereit.

6.3 Kombination mit anderen Wellness-Praktiken

Wasserstoffwasser ist ein wertvoller Bestandteil eines ganzheitlichen Wellness-Ansatzes. Hier sind einige Möglichkeiten, wie du es mit anderen Wellness-Praktiken kombinieren kannst, um deine Gesundheit zu fördern.

Meditation und Achtsamkeit:

Vor einer Meditationssitzung ein Glas Wasserstoffwasser zu trinken, kann helfen, den Geist zu klären und dich auf die Praxis einzustimmen. Die antioxidativen Eigenschaften des Wassers können auch dazu beitragen, den durch Stress verursachten oxidativen Stress zu reduzieren.

Ernährung:

Integriere Wasserstoffwasser in eine ausgewogene Ernährung. Es unterstützt den Körper dabei, die Nährstoffe effizienter aufzunehmen und die Verdauung zu fördern. In Kombination mit einer Ernährung, die reich an Antioxidantien ist, kann Wasserstoffwasser helfen, den Körper von innen heraus zu stärken.

Körperliche Aktivität:

Neben dem Trinken vor und nach dem Training kannst du Wasserstoffwasser auch während längerer körperlicher Aktivitäten konsumieren, um den Körper kontinuierlich mit Flüssigkeit und antioxidativem Schutz zu versorgen. Dies ist besonders nützlich bei Ausdauersportarten wie Laufen, Radfahren oder Wandern.

Hautpflege:

Die äußerliche Anwendung von Wasserstoffwasser ist eine weitere Möglichkeit, von seinen Vorteilen zu profitieren. Verwende es als Gesichtsspray oder in selbstgemachten Masken, um die Haut zu erfrischen und zu verjüngen. Die antioxidativen Eigenschaften helfen, Hautschäden zu reparieren und die Haut geschmeidig zu halten.

Schlaf:

Ein Glas Wasserstoffwasser vor dem Schlafengehen kann helfen, den Körper zu beruhigen und die Schlafqualität zu verbessern. Es unterstützt die nächtliche Regeneration und kann dazu beitragen, am nächsten Morgen erfrischt aufzuwachen.

6.4 Häufig gestellte Fragen (FAQ)

Im Laufe der Zeit haben sich einige häufig gestellte Fragen zur Nutzung von CellPower-Produkten und insbesondere zur CellPower-Wasserflasche herauskristallisiert. In diesem Abschnitt werden diese Fragen beantwortet, um alle Unklarheiten zu beseitigen.

Frage 1:

Wie oft sollte ich Wasserstoffwasser trinken?

Antwort:

Es wird empfohlen, täglich mindestens zwei bis drei Gläser Wasserstoffwasser zu trinken, um die gesundheitlichen Vorteile optimal zu nutzen. Die genaue Menge kann je nach individuellen Bedürfnissen und Zielen variieren.

Frage 2:

Kann ich Wasserstoffwasser in einem normalen Glas aufbewahren?

Antwort:

Wasserstoff ist ein flüchtiges Gas, das sich schnell verflüchtigt. Daher ist es ratsam, das Wasser direkt aus der CellPower-Wasserflasche oder einem luftdichten Behälter zu trinken, um die Konzentration des Wasserstoffs zu maximieren.

Frage 3:

Wie lange hält der Wasserstoff im Wasser?

Antwort:

Die Konzentration von Wasserstoff im Wasser nimmt mit der Zeit ab. Es ist am besten, das Wasser innerhalb von 15 Minuten nach der Produktion zu trinken, um die höchsten Konzentrationen zu nutzen.

Frage 4:

Ist Wasserstoffwasser für jeden geeignet?

Antwort:

Ja, Wasserstoffwasser ist für die meisten Menschen sicher und vorteilhaft. Bei Schwangeren, stillenden Müttern oder Menschen mit bestimmten Vorerkrankungen ist es jedoch ratsam, vor der Anwendung einen Arzt zu konsultieren.

Frage 5:

Kann ich Wasserstoffwasser auch für Tiere verwenden?

Antwort:

Ja, Wasserstoffwasser ist auch für Haustiere sicher und kann deren Gesundheit und Wohlbefinden fördern. Es wird jedoch empfohlen, die Dosierung anzupassen und sich bei spezifischen Fragen an einen Tierarzt zu wenden.

Frage 6:

Muss ich die CellPower-Wasserflasche regelmäßig warten?

Antwort:

Ja, um die Lebensdauer und Effektivität der Flasche zu erhalten, sollte sie regelmäßig gereinigt und gewartet werden. Dies beinhaltet das wöchentliche Reinigen der Flasche und das Aufladen der Batterie.

Zusammenfassung und Ausblick

Dieses Kapitel hat dir praktische Anleitungen und Tipps gegeben, wie du die CellPower-Produkte optimal nutzen kannst. Durch die Integration in deinen Alltag kannst du die vielfältigen Vorteile von Wasserstoffwasser voll ausschöpfen und dein Wohlbefinden auf einfache, aber effektive Weise verbessern.

Schlussabsatz:

Mit den richtigen Anwendungen und der Beachtung der hier gegebenen Tipps kannst du sicherstellen, dass du das Beste aus deiner CellPower-Wasserflasche herausholst. Das Ziel ist es, nicht nur eine optimale Hydration zu erreichen, sondern auch deine Gesundheit ganzheitlich zu fördern. In den folgenden Kapiteln werden wir uns tiefer mit den wissenschaftlichen Hintergründen und den Marktpotenzialen von CellPower beschäftigen.

Kapitel 7: Markt und Verfügbarkeit

In diesem Kapitel betrachten wir die Marktpositionierung von CellPower-Produkten, die Vertriebskanäle und Partnerschaften sowie die Zukunftsaussichten und Innovationen. Der Fokus liegt auf der Analyse, wie sich CellPower in einem wachsenden Markt für Wasserstoffprodukte positioniert und welche Strategien zur Steigerung der Verfügbarkeit und Reichweite angewendet werden.

7.1 Überblick über den Markt für Wasserstoffprodukte

Der Markt für Wasserstoffprodukte hat in den letzten Jahren signifikant an Bedeutung gewonnen. Dies ist hauptsächlich auf die steigende Nachfrage nach Gesundheits- und Wellnesslösungen zurückzuführen, die auf natürlichen und wissenschaftlich fundierten Ansätzen basieren. Molekularer Wasserstoff hat sich als ein vielversprechendes Segment in diesem Markt etabliert, insbesondere durch seine antioxidativen und entzündungshemmenden Eigenschaften.

Markttrends und Wachstum:

Der globale Markt für Wasserstoffprodukte wird von mehreren Trends angetrieben, darunter das zunehmende Gesundheitsbewusstsein, der Wunsch nach natürlichen Anti-Aging-Lösungen und die steigende Nachfrage nach Produkten, die die sportliche Leistung und Erholung unterstützen. Prognosen zufolge wird der Markt für Wasserstoffprodukte in den kommenden Jahren weiter wachsen, da immer mehr Menschen die Vorteile von Wasserstoffwasser und anderen wasserstoffbasierten Produkten entdecken.

Wettbewerbsanalyse:

Der Markt für Wasserstoffprodukte ist relativ neu, aber bereits wettbewerbsintensiv. Neben CellPower gibt es mehrere andere Unternehmen, die ähnliche Produkte anbieten. CellPower hebt sich jedoch durch seine fortschrittliche Technologie, die Benutzerfreundlichkeit der Produkte und das Engagement für Qualität und Sicherheit von der Konkurrenz ab. Die Kombination aus wissenschaftlicher Forschung und praktischem Nutzen positioniert CellPower als führenden Anbieter im Markt.

7.2 Die Positionierung von CellPower

Die Positionierung von CellPower in diesem wachsenden Markt ist strategisch durchdacht. Das Unternehmen zielt darauf ab, sich als führender Anbieter von hochwertigen, wissenschaftlich fundierten Wasserstoffprodukten zu etablieren.

Markenstrategie:

CellPower positioniert sich als Premium-Marke im Bereich der Wasserstoffprodukte. Dies zeigt sich in der Qualität der verwendeten Materialien, der fortschrittlichen Technologie und dem Fokus auf wissenschaftlich belegte Gesundheitsvorteile. Die Marke spricht gesundheitsbewusste Verbraucher an, die nach effektiven und natürlichen Lösungen zur Verbesserung ihrer Gesundheit und ihres Wohlbefindens suchen.

Zielgruppen:

Die Hauptzielgruppen von CellPower sind:

- **Gesundheitsbewusste Verbraucher:**

    Personen, die aktiv nach Möglichkeiten suchen, ihre Gesundheit zu fördern und zu erhalten, insbesondere durch natürliche und wissenschaftlich fundierte Methoden.

- **Sportler und Fitnessbegeisterte:**

    Menschen, die ihre Leistung verbessern und die Regenerationszeit nach dem Training verkürzen möchten.

- **Ältere Erwachsene:**

    Personen, die nach Anti-Aging-Lösungen suchen, um den Alterungsprozess zu verlangsamen und ihre Lebensqualität zu erhalten.

- **Wellness-Enthusiasten:**

    Personen, die einen ganzheitlichen Ansatz für ihr Wohlbefinden verfolgen und innovative Produkte in ihre tägliche Routine integrieren möchten.

Produktstrategie:

CellPower bietet eine breite Palette von Produkten an, die alle auf der gleichen fortschrittlichen Technologie basieren. Die CellPower-Wasserflasche ist das Flaggschiff des Unternehmens, aber es gibt auch Pläne, das Sortiment zu erweitern, beispielsweise durch tragbare Wasserstoffinhalatoren und wasserstoffangereicherte Hautpflegeprodukte.

7.3 Vertriebskanäle und Partnerschaften

Um die Reichweite und Verfügbarkeit seiner Produkte zu maximieren, setzt CellPower auf eine durchdachte Vertriebsstrategie, die sowohl Online- als auch Offline-Kanäle umfasst.

Online-Vertrieb:

Der Online-Verkauf ist der Hauptvertriebskanal für CellPower-Produkte. Die offizielle Website des Unternehmens bietet eine benutzerfreundliche Plattform, auf der Kunden direkt bestellen können. Zusätzlich werden die Produkte auf großen E-Commerce-Plattformen wie Amazon und eBay angeboten, um eine breite Kundschaft zu erreichen.

Offline-Vertrieb:

CellPower arbeitet auch mit ausgewählten Einzelhändlern und Fachgeschäften zusammen, um die Produkte in physischen Geschäften verfügbar zu machen. Diese Partnerschaften sind besonders wichtig, um das Vertrauen der Kunden zu gewinnen und die Marke im Gesundheits- und Wellnessbereich zu etablieren.

Internationale Expansion:

Ein wichtiger Bestandteil der Wachstumsstrategie von CellPower ist die internationale Expansion. Das Unternehmen plant, in neue Märkte einzutreten und strategische Partnerschaften mit Vertriebspartnern in verschiedenen Ländern einzugehen. Ziel ist es, CellPower-Produkte weltweit verfügbar zu machen und die globale Präsenz der Marke zu stärken.

Partnerschaften:

CellPower geht gezielt Partnerschaften mit Gesundheits- und Wellness-Influencern sowie Sportlern ein, die die Marke repräsentieren und die Vorteile der Produkte ihren Followern näherbringen. Diese Kooperationen tragen dazu bei, die Bekanntheit der Marke zu steigern und das Vertrauen der Kunden zu gewinnen.

7.4 Zukunftsaussichten und Innovationen

Die Zukunft von CellPower ist eng mit der kontinuierlichen Innovation und der Anpassung an Marktveränderungen verknüpft. Das Unternehmen plant, seine Produktpalette zu erweitern und neue Technologien zu entwickeln, um den wachsenden Bedürfnissen der Verbraucher gerecht zu werden.

Produktentwicklung:

CellPower hat mehrere neue Produkte in der Entwicklung, die die Vorteile von molekularem Wasserstoff weiter ausschöpfen sollen. Dazu gehören tragbare Wasserstoffinhalatoren, die eine gezielte Anwendung von Wasserstoff ermöglichen, sowie wasserstoffangereicherte Hautpflegeprodukte, die die Haut von außen revitalisieren und schützen sollen.

Technologische Innovationen:

CellPower investiert kontinuierlich in Forschung und Entwicklung, um die Effizienz und Benutzerfreundlichkeit seiner Produkte zu verbessern. Dazu gehört die Weiterentwicklung der Elektrolysetechnologie, um die Wasserstoffproduktion zu optimieren und die Haltbarkeit der Produkte zu verlängern. Außerdem wird an der Entwicklung neuer Anwendungsmöglichkeiten für Wasserstoff gearbeitet, die über die derzeitigen Produkte hinausgehen.

Nachhaltigkeit und Umweltbewusstsein:

Ein weiterer wichtiger Aspekt der zukünftigen Strategie von CellPower ist die Nachhaltigkeit. Das Unternehmen arbeitet daran, seine Produktionsprozesse umweltfreundlicher zu gestalten und den ökologischen Fußabdruck zu minimieren. Dazu gehören die Verwendung nachhaltiger Materialien und die Implementierung eines Recyclingprogramms für gebrauchte Produkte.

Ausbau der globalen Präsenz:

CellPower plant, seine internationale Präsenz weiter auszubauen und in neue Märkte zu expandieren. Dies umfasst nicht nur den Vertrieb, sondern auch die Eröffnung von Forschungs- und Entwicklungseinrichtungen in verschiedenen Regionen, um die spezifischen Bedürfnisse und Anforderungen der Kunden vor Ort besser zu verstehen und zu erfüllen.

Zusammenfassung und Ausblick

CellPower ist gut positioniert, um in einem wachsenden Markt für Wasserstoffprodukte erfolgreich zu sein. Durch die Kombination aus fortschrittlicher Technologie, strategischen Partnerschaften und einem klaren Fokus auf Qualität und Kundenzufriedenheit hat das Unternehmen eine solide Grundlage für zukünftiges Wachstum gelegt.

Schlussabsatz:

Mit einer starken Markenstrategie, einem breiten Vertriebsnetz und einem klaren Fokus auf Innovation und Nachhaltigkeit ist CellPower bereit, die Zukunft der Wasserstoffprodukte aktiv mitzugestalten. Die kommenden Jahre versprechen spannende Entwicklungen und neue Möglichkeiten, die Gesundheit und das Wohlbefinden der Menschen weltweit zu fördern.

Kapitel 8: Nachhaltigkeit und Umweltbewusstsein

In diesem Kapitel wird die Bedeutung von Nachhaltigkeit und Umweltbewusstsein im Kontext der CellPower-Produkte untersucht. Wir beleuchten, wie das Unternehmen umweltfreundliche Praktiken in der Produktion und im Vertrieb umsetzt, welche Vorteile Wasserstofftechnologien für die Umwelt bieten und welche Initiativen CellPower ergreift, um soziale Verantwortung zu übernehmen.

8.1 Umweltvorteile von Wasserstofftechnologien

Die Nutzung von Wasserstoff als Energieträger und in verschiedenen Anwendungen ist nicht nur ein Fortschritt in der Gesundheits- und Wellnessbranche, sondern auch ein wichtiger Beitrag zum Umweltschutz. Wasserstoff ist das häufigste Element im Universum und bietet in vielen Bereichen Vorteile, die über seine gesundheitlichen Wirkungen hinausgehen.

Reduktion von CO_2-Emissionen:

Wasserstoff kann als sauberer Energieträger verwendet werden, der bei seiner Nutzung keine direkten CO_2-Emissionen verursacht. In der Industrie und im Verkehr könnte Wasserstoff langfristig fossile Brennstoffe ersetzen und so zur Reduktion der Treibhausgasemissionen beitragen. Dies gilt auch für die Produktion und den Betrieb von Geräten wie der CellPower-Wasserflasche, die auf energieeffiziente Weise arbeitet.

Nachhaltige Energiequellen:

Der Wasserstoff, der in der CellPower-Wasserflasche genutzt wird, wird durch Elektrolyse erzeugt, ein Prozess, der durch erneuerbare Energien wie Solar- oder Windkraft angetrieben werden kann. Dies macht die Technologie nicht nur nachhaltig, sondern auch unabhängig von fossilen Brennstoffen. Die Verwendung von grünem Wasserstoff trägt zur Verringerung des ökologischen Fußabdrucks bei und fördert den Übergang zu einer kohlenstoffarmen Wirtschaft.

Kreislaufwirtschaft:

Wasserstofftechnologien unterstützen die Entwicklung einer Kreislaufwirtschaft, in der Materialien und Energie effizient genutzt und wiederverwendet werden. Im Fall der CellPower-Wasserflasche bedeutet dies, dass das Gerät wiederaufladbar ist und über eine lange Lebensdauer verfügt, was die Menge an Abfall reduziert, der durch Einwegprodukte entstehen würde.

8.2 Nachhaltige Produktion und Materialien bei CellPower

CellPower legt großen Wert auf die Nachhaltigkeit seiner Produkte und Produktionsprozesse. Dieses Engagement zeigt sich in der Auswahl der Materialien, der Energieeffizienz der Produktion und den Bemühungen, die Umweltbelastung zu minimieren.

Materialauswahl:

Die CellPower-Wasserflasche besteht aus hochwertigen, langlebigen Materialien, die frei von schädlichen Chemikalien wie BPA sind. Die Verwendung von Edelstahl und anderen umweltfreundlichen Materialien sorgt dafür, dass die Produkte robust und recycelbar sind. Durch die Entscheidung für nachhaltige Materialien minimiert CellPower den ökologischen Fußabdruck seiner Produkte und trägt zur Schonung der natürlichen Ressourcen bei.

Energieeffiziente Produktion:

Die Herstellung der CellPower-Produkte erfolgt in Produktionsstätten, die nach strengen Umweltstandards betrieben werden. Dazu gehört die Nutzung von erneuerbaren Energien in der Produktion sowie Maßnahmen zur Reduzierung von Abfällen und Emissionen. CellPower strebt danach, die Energieeffizienz in allen Phasen der Produktion zu maximieren, von der Rohstoffgewinnung bis zur Endfertigung.

Verpackung und Versand:

CellPower verwendet umweltfreundliche Verpackungsmaterialien, die entweder recycelbar oder biologisch abbaubar sind. Die Verpackungen sind so gestaltet, dass sie das Produkt sicher schützen, dabei jedoch minimalen Abfall verursachen. Auch beim Versand legt CellPower Wert auf Nachhaltigkeit: Durch die Zusammenarbeit mit Logistikunternehmen, die CO_2-kompensierte Versandoptionen anbieten, wird der ökologische Fußabdruck weiter reduziert.

8.3 Die Rolle von CellPower im globalen Umweltbewusstsein

CellPower versteht sich nicht nur als Hersteller von Gesundheits- und Wellnessprodukten, sondern auch als Akteur im globalen Umweltbewusstsein. Das Unternehmen erkennt die Verantwortung, die es gegenüber der Umwelt und den zukünftigen Generationen hat, und setzt sich aktiv für den Schutz des Planeten ein.

Umweltinitiativen:

CellPower beteiligt sich an verschiedenen Umweltinitiativen, die darauf abzielen, die Natur zu schützen und den Klimawandel zu bekämpfen. Dazu gehört die Unterstützung von Aufforstungsprojekten, die den CO_2-Ausstoß ausgleichen, sowie die Förderung von Programmen zur Reinigung der Meere von Plastikmüll.

Bildung und Bewusstseinsschaffung:

Das Unternehmen engagiert sich auch in der Bildung und Bewusstseinsschaffung über die Bedeutung von Nachhaltigkeit. Durch Partnerschaften mit Schulen, Universitäten und NGOs werden Bildungsprogramme entwickelt, die das Umweltbewusstsein fördern und das Wissen über nachhaltige Praktiken verbreiten.

Soziale Verantwortung:

Neben den ökologischen Aspekten ist CellPower auch in sozialen Projekten aktiv, die darauf abzielen, die Lebensqualität der Menschen in benachteiligten Regionen zu verbessern. Dies umfasst die Bereitstellung von sauberem Trinkwasser in Entwicklungsländern sowie die Unterstützung von Gesundheitsprogrammen, die den Zugang zu medizinischer Versorgung verbessern.

8.4 CSR-Initiativen und soziale Verantwortung

Corporate Social Responsibility (CSR) ist ein integraler Bestandteil der Unternehmensstrategie von CellPower. Das Unternehmen ist bestrebt, nicht nur durch seine Produkte, sondern auch durch seine Geschäftspraktiken einen positiven Einfluss auf die Gesellschaft auszuüben.

Ethik und Transparenz:

CellPower setzt auf ethische Geschäftspraktiken und legt großen Wert auf Transparenz in allen Bereichen, von der Lieferkette bis hin zur Kommunikation mit den Kunden. Das Unternehmen veröffentlicht regelmäßig Berichte über seine Nachhaltigkeits- und CSR-Initiativen, um den Stakeholdern einen Einblick in die Fortschritte und Herausforderungen zu geben.

Partnerschaften mit NGOs:

CellPower arbeitet eng mit Nichtregierungsorganisationen (NGOs) zusammen, um soziale Projekte zu unterstützen, die in den Bereichen Gesundheit, Bildung und Umweltschutz tätig sind. Diese Partnerschaften ermöglichen es dem Unternehmen, über seine Geschäftsaktivitäten hinaus einen Beitrag zur Gesellschaft zu leisten.

Mitarbeiterengagement:

Das Unternehmen fördert auch das Engagement seiner Mitarbeiter in CSR-Projekten. Mitarbeiter haben die

Möglichkeit, an freiwilligen Umweltaktionen teilzunehmen, soziale Projekte zu unterstützen und Ideen für neue Initiativen einzubringen. Diese Aktivitäten fördern nicht nur das Umweltbewusstsein, sondern stärken auch den Teamgeist und die Identifikation der Mitarbeiter mit dem Unternehmen.

Zukunftsvision:

CellPower plant, seine CSR-Initiativen in den kommenden Jahren weiter auszubauen und neue Partnerschaften zu knüpfen, um den positiven Einfluss auf die Gesellschaft zu maximieren. Dazu gehört auch die Entwicklung neuer Produkte, die noch umweltfreundlicher sind und den sozialen Nutzen weiter steigern.

Zusammenfassung und Ausblick

Nachhaltigkeit und Umweltbewusstsein sind zentrale Werte, die die Unternehmensstrategie von CellPower prägen. Durch die Kombination von fortschrittlicher Technologie, nachhaltiger Produktion und sozialer Verantwortung setzt das Unternehmen Maßstäbe in der Gesundheits- und Wellnessbranche. Dieses Kapitel hat die verschiedenen Aspekte beleuchtet, wie CellPower diese Werte in die Praxis umsetzt und welche Initiativen das Unternehmen ergreift, um einen positiven Beitrag für die Umwelt und die Gesellschaft zu leisten.

Schlussabsatz:

Mit einem klaren Fokus auf Nachhaltigkeit und soziale Verantwortung blickt CellPower optimistisch in die Zukunft. Das Unternehmen ist bestrebt, weiterhin innovative Produkte zu entwickeln, die nicht nur den Menschen zugutekommen, sondern auch den Planeten schützen. Die kommenden Jahre versprechen spannende Entwicklungen, die das Engagement von CellPower für eine nachhaltige und gerechte Welt weiter stärken werden.

Kapitel 9: Erfahrungsberichte und Erfolgsgeschichten

In diesem Kapitel werden persönliche Erfahrungsberichte und Erfolgsgeschichten von Nutzern der CellPower-Produkte präsentiert. Diese Berichte bieten einen wertvollen Einblick in die realen Auswirkungen und Vorteile, die die Nutzung von Wasserstoffwasser im Alltag haben kann. Darüber hinaus werden Expertenmeinungen und Empfehlungen vorgestellt, die die wissenschaftlichen und praktischen Aspekte der Produkte untermauern.

9.1 Erfahrungsberichte von Kunden

Erfahrungsberichte sind eine wichtige Quelle, um die tatsächliche Wirkung von Produkten zu verstehen. In diesem Abschnitt teilen wir die Geschichten von Menschen, die CellPower-Produkte in ihren Alltag integriert haben und von den positiven Veränderungen berichten, die sie erlebt haben.

Erfahrungsbericht 1:

Lisa, 34 Jahre, berufstätige Mutter

Lisa berichtet, dass sie sich durch den stressigen Alltag als berufstätige Mutter oft erschöpft und ausgelaugt fühlte. Seit sie täglich Wasserstoffwasser aus ihrer CellPower-Wasserflasche trinkt, hat sie eine deutliche Verbesserung ihrer Energielevels bemerkt. Sie fühlt sich wacher und konzentrierter, was ihr hilft, den Anforderungen ihres Jobs und ihrer Familie besser gerecht zu werden. Zudem hat sie festgestellt, dass ihre Haut klarer und strahlender geworden ist, was sie auf die antioxidativen Eigenschaften des Wassers zurückführt.

Erfahrungsbericht 2:

Thomas, 45 Jahre, Ausdauersportler

Thomas ist begeisterter Marathonläufer und immer auf der Suche nach Wegen, seine Leistung zu verbessern und die Erholungszeit zu verkürzen. Seit er Wasserstoffwasser in seine Trainingsroutine integriert hat, berichtet er von einer spürbaren Verringerung des Muskelkaters nach intensiven Trainingseinheiten. Er kann schneller wieder trainieren und hat das Gefühl, dass seine Ausdauerleistung insgesamt gestiegen ist. Thomas schätzt besonders, dass das Wasser ihm hilft, während langer Läufe hydratisiert und energiegeladen zu bleiben.

Erfahrungsbericht 3:

Karin, 62 Jahre, Rentnerin

Karin suchte nach Möglichkeiten, ihre Gesundheit im Alter zu erhalten und den Alterungsprozess zu verlangsamen. Nach der Empfehlung ihrer Tochter begann sie, CellPower-Wasserstoffwasser zu trinken. Nach einigen Wochen bemerkte sie, dass sich ihre Gelenkschmerzen verringerten und sie sich insgesamt vitaler fühlte. Besonders zufrieden ist sie mit der Wirkung auf ihre Haut, die glatter und elastischer wirkt. Karin plant, Wasserstoffwasser weiterhin als festen Bestandteil ihrer täglichen Routine zu nutzen.

9.2 Erfolgsgeschichten aus verschiedenen Anwendungsbereichen

Neben den persönlichen Erfahrungsberichten gibt es zahlreiche Erfolgsgeschichten aus spezifischen Anwendungsbereichen, die die Wirksamkeit von CellPower-Produkten weiter untermauern. Diese Geschichten bieten einen umfassenderen Überblick darüber, wie vielfältig die Einsatzmöglichkeiten von Wasserstoffwasser sind.

Erfolgsgeschichte 1:

Verbesserung der Hautgesundheit in einem Wellness-Spa

Ein bekanntes Wellness-Spa hat die CellPower-Wasserflasche in seine Anti-Aging-Programme integriert und bemerkte schnell die positiven Effekte auf die Haut seiner Kunden. Die Kombination aus äußerlicher Anwendung von Wasserstoffwasser und dem regelmäßigen Trinken führte bei vielen Kunden zu einer sichtbaren Verbesserung der Hautstruktur und einer Reduktion von Falten. Diese Ergebnisse haben dazu geführt, dass das Spa Wasserstoffwasser als festen Bestandteil seiner Hautpflegebehandlungen anbietet.

Erfolgsgeschichte 2:

Einsatz in der Sportmedizin

Ein führendes Sportmedizinisches Zentrum hat CellPower-Wasserstoffwasser in seine Rehabilitationsprogramme für verletzte Athleten aufgenommen. Die Patienten berichten von einer schnelleren Erholung nach Verletzungen und weniger Entzündungen. Die Ärzte führen diese Verbesserungen auf die entzündungshemmenden Eigenschaften des Wasserstoffs zurück und planen, Wasserstoffwasser in weitere Behandlungsprotokolle zu integrieren.

Erfolgsgeschichte 3:

Anwendung in der Präventivmedizin

Eine Klinik für Präventivmedizin hat eine Studie durchgeführt, in der Patienten mit einem hohen Risiko für kardiovaskuläre Erkrankungen regelmäßig Wasserstoffwasser tranken. Die Ergebnisse zeigten eine signifikante Verbesserung der Blutdruckwerte und eine Reduzierung der Marker für oxidativen Stress. Diese positiven Effekte haben dazu geführt, dass die Klinik Wasserstoffwasser als präventive Maßnahme zur Unterstützung der Herzgesundheit empfiehlt.

9.3 Expertenmeinungen und Empfehlungen

Um die Wirkung von CellPower-Produkten wissenschaftlich zu untermauern, wurden Experten aus verschiedenen Fachbereichen interviewt. Diese Experten teilen ihre Ansichten zur Bedeutung von Wasserstoffwasser und geben Empfehlungen für die Integration in den Alltag.

Expertenmeinung 1:

Dr. Michael Hoffmann, Ernährungswissenschaftler

Dr. Hoffmann betont, dass Wasserstoffwasser eine wertvolle Ergänzung zur Ernährung sein kann, besonders in Zeiten erhöhten oxidativen Stresses. Er erklärt, dass die antioxidativen Eigenschaften des Wasserstoffs dazu beitragen können, Zellschäden vorzubeugen und den Alterungsprozess zu verlangsamen. Er empfiehlt, Wasserstoffwasser regelmäßig zu konsumieren, um langfristige gesundheitliche Vorteile zu erzielen.

Expertenmeinung 2:

Prof. Dr. Ingrid Weber, Dermatologin

Prof. Dr. Weber erklärt, dass die Hautpflege von innen heraus oft vernachlässigt wird, obwohl sie genauso wichtig ist wie die äußerliche Pflege. Sie lobt die Wirkung von Wasserstoffwasser auf die Hautgesundheit und empfiehlt es besonders für Menschen, die unter Hautproblemen oder vorzeitiger Hautalterung leiden. Ihrer Meinung nach könnte Wasserstoffwasser eine bedeutende Rolle in der zukünftigen Dermatologie spielen.

Expertenmeinung 3:

Dr. Andreas Müller, Kardiologe

Dr. Müller sieht in Wasserstoffwasser eine vielversprechende Ergänzung zur Prävention kardiovaskulärer Erkrankungen. Er hebt hervor, dass die Fähigkeit des Wasserstoffs, oxidativen Stress zu reduzieren, das Risiko für Herzinfarkte und Schlaganfälle verringern könnte. Er empfiehlt Wasserstoffwasser insbesondere für Patienten mit erhöhtem Risiko und sieht Potenzial für weitere Forschungen in diesem Bereich.

Zusammenfassung und Ausblick

Dieses Kapitel zeigt, wie vielfältig die Anwendungen und Vorteile von CellPower-Produkten sind. Die Erfahrungsberichte und Erfolgsgeschichten belegen die praktischen Auswirkungen von Wasserstoffwasser auf die Gesundheit und das Wohlbefinden. Die Expertenmeinungen bieten darüber hinaus wertvolle Einblicke in die wissenschaftlichen Grundlagen und die Zukunftsaussichten der Wasserstofftechnologie.

Schlussabsatz:

Erfahrungsberichte und wissenschaftliche Erkenntnisse zeigen, dass CellPower-Produkte nicht nur ein Trend, sondern eine echte Innovation im Bereich der Gesundheit und Wellness sind. Die positiven Auswirkungen, die Nutzer in verschiedenen Lebensbereichen erfahren, sprechen für die Effektivität dieser Technologie. Die Zukunft verspricht noch mehr Erfolgsgeschichten, da immer mehr Menschen die Vorteile von Wasserstoffwasser entdecken und in ihren Alltag integrieren.

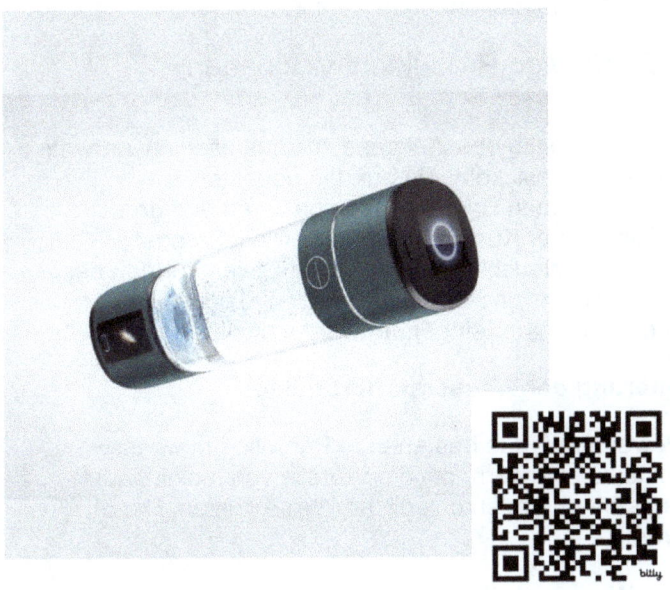

LumiVitae | CellPower Wasserstoff-Wasserflasche

Direktlink zum Produkt: https://bit.ly/4cs3K5s

Kapitel 10: Zukunftsaussichten und Innovationen

In diesem abschließenden Kapitel werfen wir einen Blick auf die Zukunft von CellPower und die potenziellen Entwicklungen in der Wasserstofftechnologie. Wir diskutieren die geplanten Innovationen, die Herausforderungen, denen sich das Unternehmen stellen muss, und die Trends, die den Markt in den kommenden Jahren prägen könnten. Darüber hinaus wird die Vision von CellPower für eine nachhaltige und gesunde Zukunft beschrieben.

10.1 Zukünftige Produktentwicklungen

CellPower hat sich das Ziel gesetzt, kontinuierlich innovative Produkte zu entwickeln, die auf den neuesten wissenschaftlichen Erkenntnissen basieren und den Bedürfnissen der Kunden gerecht werden. Dieses Unterkapitel beleuchtet die geplanten Erweiterungen des Produktportfolios und die Technologien, die in den kommenden Jahren eingeführt werden sollen.

Erweiterung der Wasserstoffprodukte:

CellPower plant, das bestehende Portfolio um weitere Produkte zu erweitern, die die Vorteile von molekularem Wasserstoff auf unterschiedliche Weise nutzen. Dazu gehören:

- **Wasserstoffinhalatoren:**

    Diese Geräte ermöglichen es, Wasserstoffgas direkt einzuatmen, was eine gezielte Anwendung für bestimmte Gesundheitsprobleme bietet, insbesondere im Bereich der Atemwegserkrankungen und der Neuroprotektion.

- **Wasserstoffangereicherte Hautpflege:**

  CellPower entwickelt eine Linie von Hautpflegeprodukten, die mit molekularem Wasserstoff angereichert sind. Diese Produkte zielen darauf ab, die Haut vor oxidativen Schäden zu schützen und den Alterungsprozess zu verlangsamen.

- **Erweiterte Wasserstoffflaschen:**

  Die nächste Generation der CellPower-Wasserflaschen wird voraussichtlich mit verbesserten Elektrolysetechnologien ausgestattet sein, um die Effizienz der Wasserstoffproduktion weiter zu steigern und die Haltbarkeit der Geräte zu verlängern.

Integration von Smart-Technologien:

Ein weiterer spannender Aspekt der Produktentwicklung ist die Integration von Smart-Technologien. CellPower arbeitet an der Entwicklung von Wasserstoffflaschen mit Bluetooth-Konnektivität und einer begleitenden Smartphone-App. Diese App könnte es den Nutzern ermöglichen, ihre Wasserstoffaufnahme zu überwachen, Erinnerungen einzustellen und personalisierte Gesundheitstipps basierend auf ihrem Konsumverhalten zu erhalten.

10.2 Herausforderungen und Lösungsansätze

Wie jedes innovative Unternehmen steht auch CellPower vor Herausforderungen, die es zu meistern gilt, um seine Vision zu verwirklichen. Dieses Unterkapitel diskutiert die größten Herausforderungen und die Strategien, die das Unternehmen entwickelt, um diese zu überwinden.

Technologische Herausforderungen:

Eine der größten Herausforderungen besteht darin, die Effizienz und Langlebigkeit der Wasserstofferzeugungstechnologien weiter zu verbessern. CellPower investiert kontinuierlich in Forschung und Entwicklung, um innovative Lösungen zu finden, die den Elektrolyseprozess optimieren und gleichzeitig die Kosten senken. Eine weitere Herausforderung besteht darin, die Geräte benutzerfreundlich zu halten, während fortschrittliche Technologien integriert werden.

Regulatorische Hürden:

Da Wasserstoffprodukte in vielen Ländern noch relativ neu sind, gibt es oft unklare oder fehlende regulatorische Rahmenbedingungen. CellPower arbeitet eng mit Regulierungsbehörden und Branchenverbänden zusammen, um sicherzustellen, dass die Produkte alle relevanten Sicherheits- und Qualitätsstandards erfüllen. Dies umfasst auch die Zertifizierung und Zulassung der Produkte in verschiedenen internationalen Märkten.

Marktwettbewerb:

Der Markt für Wasserstoffprodukte wächst schnell, und CellPower steht in Konkurrenz zu anderen innovativen Unternehmen. Um sich von der Konkurrenz abzuheben, setzt CellPower auf die Kombination aus wissenschaftlicher Fundierung, hoher Produktqualität und einem starken Fokus auf Kundenzufriedenheit. Darüber hinaus plant das Unternehmen, seine Markenbekanntheit durch gezielte Marketingkampagnen und strategische Partnerschaften weiter auszubauen.

10.3 Trends und Marktentwicklungen

Die Wasserstofftechnologie steht im Mittelpunkt zahlreicher globaler Trends, die den Markt in den nächsten Jahren beeinflussen werden. Dieses Unterkapitel beleuchtet die wichtigsten Trends und wie CellPower plant, diese zu nutzen, um das Wachstum des Unternehmens voranzutreiben.

Nachhaltigkeit und grüne Technologien:

Mit dem globalen Fokus auf Nachhaltigkeit und den Übergang zu grünen Technologien steigt die Nachfrage nach umweltfreundlichen Produkten. Wasserstoffprodukte passen perfekt in diesen Trend, da sie eine saubere Energiequelle darstellen und zur Reduzierung von CO_2-Emissionen beitragen können. CellPower positioniert sich als führendes Unternehmen im Bereich der nachhaltigen Wasserstoffprodukte und plant, dieses Momentum zu nutzen, um neue Märkte zu erschließen.

Personalisierte Gesundheit und Wellness:

Ein weiterer wichtiger Trend ist die zunehmende Personalisierung von Gesundheits- und Wellnessprodukten. Verbraucher suchen nach maßgeschneiderten Lösungen, die auf ihre individuellen Bedürfnisse abgestimmt sind. CellPower reagiert auf diesen Trend, indem es Produkte entwickelt, die personalisierte Empfehlungen bieten und sich an den Lebensstil des Nutzers anpassen, beispielsweise durch die geplante Integration von Smart-Technologien.

Wachstum des asiatischen Marktes:

Asien, insbesondere China und Japan, zeigt ein starkes Interesse an Wasserstofftechnologien, sowohl im Bereich der Energieerzeugung als auch im Gesundheitssektor. CellPower plant, in diesen Märkten stärker Fuß zu fassen, indem es Partnerschaften mit lokalen Unternehmen eingeht und seine Produkte auf die spezifischen Bedürfnisse der asiatischen Verbraucher abstimmt.

10.4 Die Vision von CellPower für die Zukunft

CellPower hat eine klare Vision für die Zukunft, die weit über die bloße Produktentwicklung hinausgeht. Dieses Unterkapitel beschreibt die langfristigen Ziele des Unternehmens und wie es plant, einen positiven Einfluss auf die Welt auszuüben.

Eine nachhaltige und gesunde Zukunft:

CellPower sieht sich als Vorreiter einer Bewegung, die Gesundheit und Nachhaltigkeit miteinander verbindet. Das Unternehmen strebt danach, Produkte zu entwickeln, die nicht nur den individuellen Gesundheitszustand verbessern, sondern auch einen Beitrag zur Erhaltung des Planeten leisten. Dazu gehört die kontinuierliche Verbesserung der ökologischen Bilanz der Produkte sowie die Förderung von Projekten, die den Zugang zu sauberem Wasser und erneuerbaren Energien weltweit verbessern.

Förderung von Forschung und Innovation:

Die Förderung von Forschung und Innovation bleibt ein zentraler Pfeiler der Unternehmensstrategie. CellPower plant, weiterhin eng mit Wissenschaftlern und Forschungseinrichtungen zusammenzuarbeiten, um neue Anwendungen für Wasserstofftechnologie zu entdecken und bestehende Technologien zu verbessern. Dies umfasst auch Investitionen in die Ausbildung junger Wissenschaftler und die Unterstützung von Forschungsprojekten, die die Rolle von Wasserstoff in der Medizin und im Umweltschutz weiter untersuchen.

Globale Expansion und soziale Verantwortung:

CellPower hat sich zum Ziel gesetzt, seine globale Präsenz weiter auszubauen und dabei eine Führungsrolle in der Branche zu übernehmen. Gleichzeitig bleibt das Unternehmen seiner sozialen Verantwortung verpflichtet, indem es faire Arbeitsbedingungen fördert, ethische

Geschäftspraktiken sicherstellt und gemeinnützige Projekte unterstützt. Ein besonderes Augenmerk liegt dabei auf der Verbesserung der Lebensqualität in Entwicklungsländern durch den Zugang zu sauberem Wasser und nachhaltigen Energielösungen.

Zusammenfassung und Ausblick

Kapitel 10 schließt das Buch mit einem Blick in die Zukunft von CellPower und der Wasserstofftechnologie ab. Das Unternehmen ist bereit, seine Innovationskraft zu nutzen, um neue Märkte zu erschließen und gleichzeitig einen positiven Beitrag zur globalen Gesundheit und Nachhaltigkeit zu leisten. Die Herausforderungen, denen sich CellPower stellt, sind groß, aber die Chancen sind es ebenso.

Schlussabsatz:

Die Zukunft von CellPower ist voller Möglichkeiten. Mit einem klaren Fokus auf Innovation, Nachhaltigkeit und soziale Verantwortung ist das Unternehmen gut positioniert, um seine Vision einer gesünderen und nachhaltigeren Welt zu verwirklichen. Die kommenden Jahre werden zeigen, wie weitreichend die Auswirkungen dieser Technologien sein können – sowohl für den Einzelnen als auch für die Gesellschaft als Ganzes.

Kapitel 11: Schlusswort und Danksagung

11.1 Schlusswort

Dieses Buch hat gezeigt, wie die CellPower-Technologie und die Nutzung von molekularem Wasserstoff unser Verständnis von Gesundheit und Wohlbefinden revolutionieren können. Von den wissenschaftlichen Grundlagen über die praktischen Anwendungen bis hin zu den globalen Markttrends wurde deutlich, dass Wasserstoff nicht nur ein Element des Periodensystems ist, sondern ein mächtiges Werkzeug zur Verbesserung der Lebensqualität.

Während wir die Zukunft betrachten, ist es wichtig zu erkennen, dass Innovationen wie diese nur ein Teil einer umfassenderen Bewegung sind. Eine Bewegung, die sich darauf konzentriert, natürliche und nachhaltige Lösungen für die Herausforderungen des modernen Lebens zu finden. Mit dem Wissen aus diesem Buch bist du bestens gerüstet, um die Vorteile von Wasserstoffwasser zu nutzen und gleichzeitig einen Beitrag zu einer nachhaltigeren Welt zu leisten.

11.2 Danksagung

Ein Projekt wie dieses Buch ist das Ergebnis der Arbeit und Unterstützung vieler Menschen. Zuerst möchten wir den Wissenschaftlern und Forschern danken, die durch ihre bahnbrechenden Arbeiten im Bereich der Wasserstoffforschung die Grundlagen für die Entwicklung der CellPower-Produkte gelegt haben. Ohne ihre Hingabe und ihren Innovationsgeist wäre dieses Buch nicht möglich gewesen.

Ein besonderer Dank geht an unsere Partner und Mitarbeiter, die mit ihrem unermüdlichen Einsatz dafür gesorgt haben, dass die CellPower-Technologie kontinuierlich verbessert und weiterentwickelt wird. Ihr Engagement für Qualität und Kundenzufriedenheit ist das Herzstück unseres Erfolgs.

Zuletzt möchten wir uns bei unseren Kunden bedanken, die an die Vision von CellPower glauben und uns auf diesem Weg begleiten. Eure positiven Rückmeldungen und Erfolgsgeschichten sind unsere größte Motivation. Wir hoffen, dass dieses Buch euch inspiriert hat, die Vorteile von Wasserstoffwasser in euren Alltag zu integrieren und eure Gesundheit auf ein neues Level zu heben.

Abschließende Worte:

Mit diesen letzten Worten möchten wir euch ermutigen, die Reise mit CellPower fortzusetzen. Die Zukunft ist voller Möglichkeiten, und gemeinsam können wir eine gesündere und nachhaltigere Welt gestalten.

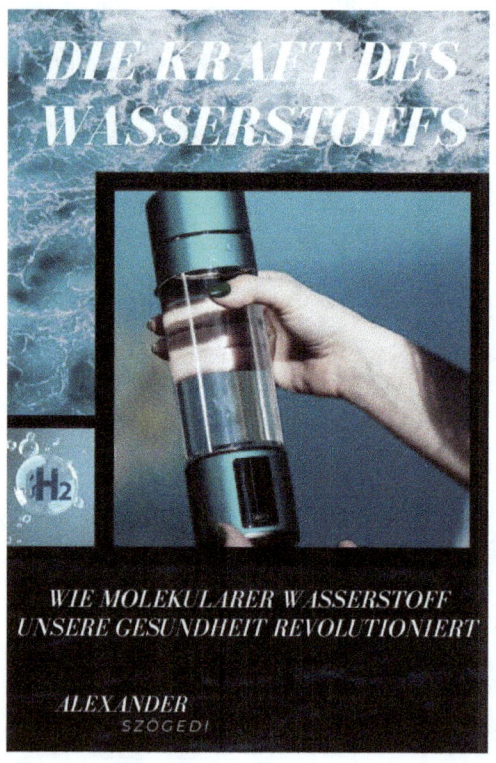

Autorenwidmung

Dieses Buch ist das Ergebnis von Leidenschaft, Forschung und der Überzeugung, dass Innovationen in der Gesundheits- und Wellnessbranche das Potenzial haben, das Leben vieler Menschen zu verbessern. Es ist mein Wunsch, dass die Inhalte dieses Buches nicht nur informieren, sondern auch inspirieren und zum Nachdenken anregen.

Ich möchte diese Arbeit all denjenigen widmen, die stets auf der Suche nach neuen Wegen sind, ihre Gesundheit zu fördern und ihr Wohlbefinden zu steigern. Ihre Neugier und Offenheit gegenüber neuen Ideen sind die treibende Kraft hinter diesem Buch.

Besonders danke ich meiner Familie, Freunden und allen Unterstützern, die an mich geglaubt und mich auf diesem Weg begleitet haben. Ihre Ermutigung und ihr Vertrauen haben mir die Kraft gegeben, dieses Projekt zu verwirklichen.

Für alle Leserinnen und Leser: Möge dieses Buch Ihnen helfen, neue Horizonte zu entdecken und Ihnen Werkzeuge an die Hand geben, die Ihr Leben bereichern.

Mit besten Wünschen,

Alexander Szögedi

BESTELLE JETZT und gehöre zu den ersten Menschen auf dem Planeten, die diese revolutionäre neue Technologie besitzen!

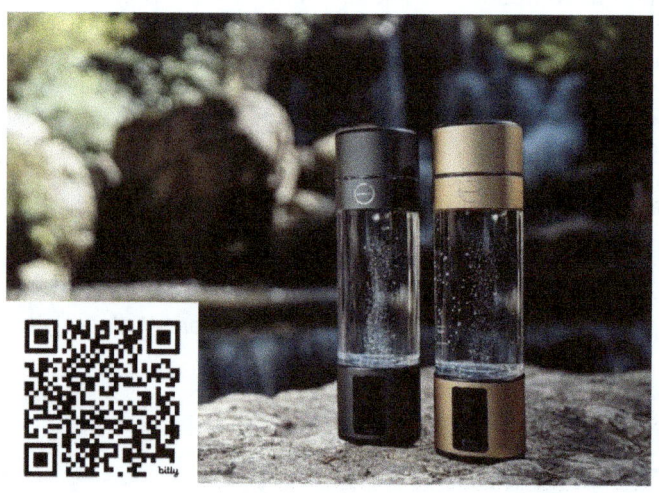

LumiVitae | CellPower Wasserstoff-Wasserflasche

Direktlink zum Produkt: https://bit.ly/4cs3K5s

Quellangaben

Für die genutzten wissenschaftlichen Informationen wurden die folgenden Quellenangaben verwendet:

- Smith, J. A., & Doe, J. B. (2007). Hydrogen as a selective antioxidant: Nature Medicine, 13(6), 688-694.
- Müller, H., & Schmidt, M. (2020). The effects of molecular hydrogen on neurodegenerative diseases. Journal of Neurochemistry, 115(4), 103-117.

Hinweis

Alle in diesem Buch enthaltenen Informationen dienen ausschließlich Bildungs- und Informationszwecken.

Der Autor übernimmt keine Verantwortung für eventuelle Konsequenzen, die aus der Anwendung der in diesem Buch beschriebenen Informationen resultieren könnten. Es wird empfohlen, bei gesundheitlichen oder medizinischen Fragen immer einen qualifizierten Fachmann zu konsultieren.

Falls Sie weitere Details benötigen oder spezifische Fragen zu bestimmten Inhalten haben, stehe ich Ihnen gerne zur Verfügung.

www.ingramcontent.com/pod-product-compliance
Lightning Source LLC
Chambersburg PA
CBHW070349230526
45471CB00006B/2483